Felix Brinkhaus

Gruppenarbeit in der Pflegeausbildung

Felix Brinkhaus

Gruppenarbeit in der Pflegeausbildung

Erfordernisse für positiven Lernerfolg bei Gruppenarbeiten in der Gesundheits-und Krankenpflegeschule

Lehrbuchverlag

Imprint

Cover image: www.ingimage.com

Publisher:
Der Lehrbuchverlag
is a trademark of
International Book Market Service Ltd., member of OmniScriptum Publishing Group
17 Meldrum Street, Beau Bassin 71504, Mauritius

Printed at: see last page
ISBN: 978-620-2-49057-3

DANKSAGUNGEN / WIDMUNGEN

Aufgrund wunderbarer Betreuung, schneller Antworten sowie hilfreicher Kritik geht ein ganz besonderer Dank an Mag. Claudia Kastner-Roth. Desweiteren bedanke ich mich ebenso herzlich bei meinem Vater Horst, meiner Schwester Moti und meiner Mutter Birgit für die technische und orthografische Korrektur dieser Arbeit. Bei meiner Verlobten bedanke ich mich sehr für die mentale Unterstützung und die wohlwollenden Worte. Ich bedanke mich bei allen Auszubildenden der Gesundheits- und (Kinder-)Krankenpflegeschule für die Teilnahme an dieser Forschung. Ebenso danke ich meinem Arbeitgeber und der Schulleitung für die Unterstützung und das Ermöglichen dieser Arbeit.

KURZFASSUNG

Aufgrund häufiger Unzufriedenheit von Lernenden gegenüber Gruppenunterricht in der schulischen und beruflichen Bildung wird mit einer deskriptiven Statistik der Frage nach dem Ist-Zustand von Gruppenarbeiten in einer Gesundheits- und (Kinder-)Krankenpflegeschule nachgegangenen. Dabei werden die didaktischen Kriterien von Gruppenunterricht (beispielsweise Gruppengröße, Informationsmaterial, Aufgaben der Lehrkraft oder Räumlichkeiten) mit dem gegenwärtigen Gruppenunterricht der Ausbildungsstätte verglichen. Eine explorative Statistik ermittelt, welche gruppendidaktischen Kriterien für die Auszubildenden nötig sind, um einen positiven Lerneffekt durch Gruppenunterricht zu generieren. Daraufhin folgt eine Überprüfung der hypothetischen Zusammenhänge eines positiven Lernerfolgs mit didaktisch gut vorbereitetem Gruppenunterricht auf der einen und den gruppendidaktischen Kriterien auf der anderen Seite. Anhand der Verknüpfung beider Forschungsanteile ist trotz der Einhaltung gruppendidaktischer Kriterien nicht immer ein positiver Lerneffekt zu erkennen. Das zur Verfügung gestellte Informationsmaterial ist, gefolgt von der verständlichen Aufgabenstellung, das wichtigste Kriterium der Auszubildenden. Gruppenhandouts, eine angepasste Zeitvorgabe und deutliche Lernziele erhalten ähnliche Relevanz.

Stichworte:

Gruppenarbeit, Gruppenunterricht, Ausbildung, Erwachsenenbildung, Gesundheits- und (Kinder-)Krankenpflege, Lernerfolg

ABSTRACT

Due to dissatisfaction of learners with group work in school and vocational education, a descriptive statistics asks for the status quo of group work in a nursing school. Therefor the didactic criteria of group lessons (for example group size, informational literature, teacher task or premises) will be compared with the current group lessons in the training facility. The explorative statistics asks for the group didactically criteria the trainee need to generate a positive learning effect. This will be followed by a validation of the hypothetical relation between the positive learning effect and didactic well prepared group lessons on the one hand and the group didactically criteria on the other hand. Based on the connection of both research parts a positive learning effect is not always given despite of present group didactically criteria. The provided informative literature is, followed by a comprehensible task, the most important criteria for the trainee. Handouts of every group, an adjusted time specification and obvious learning targets have similar relevance.

Keywords:

Group work, group lessons, training, adult education, nursing education, learning success

INHALTSVERZEICHNIS

TABELLENVERZEICHNIS

ABBILDUNGSVERZEICHNIS

1 Einleitung

In der heutigen Zeit kommt kaum eine Bildungseinrichtung ohne Gruppenarbeit aus. Trotz des oftmals schlechten Rufs wird Gruppenarbeit häufig im Unterricht durchgeführt, da heutzutage kooperative Lernformen aus gesellschaftlicher und berufsbezogener Sicht bedeutend sind. Wörner (2012) begründet die negative Behaftung mit der nicht ausreichendende Vorbereitung von Gruppenunterricht durch die Lehrkräfte, wodurch die Anleitungen und Beratungen nicht angemessen durchgeführt und die Gruppenarbeiten somit nicht entsprechend begleitet werden können. Dies führe wiederum zu Unzufriedenheit auf Seiten der Lernenden.[1] Einige Lehrkräfte, die ihre ersten Versuche mit dem ungewohnten Gruppenunterricht durchgeführt haben, sind an grundlegenden Bedingungen gescheitert und haben somit schlechte Erfahrungen gesammelt, die die Lehrkräfte an einer erneuten Durchführung von Gruppenarbeiten hinderte.[2] Andere Lehrkräfte befürchten einen sehr großen Arbeitsaufwand, um Gruppenunterricht vorzubereiten. Oftmals sind keine geeigneten Materialien vorhanden, mit denen die Lehrkräfte ihren Unterricht gestalten können. Daraus resultiert eine eigene Erarbeitung des Gruppenunterrichts oder Anwendung bereits vorhandenen Materials. Dieser Vorbereitungsaufwand erscheint vielen Lehrkräften sehr hoch. Ein weiterer Punkt ist die Befürchtung, den inhaltlichen Stoff nicht durch Gruppenunterricht vermittelt zu bekommen. Dies liegt einerseits in dem zeitlichen Aufwand von Gruppenunterricht begründet. Zum anderen hat die Lehrkraft bei Gruppenarbeiten wenig Kontrolle darüber, was die Gruppen erarbeiten und welche Inhalte somit gelernt werden. Einige Lehrkräfte vermeiden aus räumlich bedingten Einschränkungen den Gruppenunterricht. Zum einen besteht oft keine Möglichkeit, die einzelnen Gruppen auf mehrere Räume aufzuteilen, und zum andern befinden sich in

[1] Vgl. Wörner, 2012, S.2

[2] Vgl. Schäferhenrich, 2003, S.169

den Unterrichtsräumen zum Teil fest installierte Möbel, so dass ein Zusammenrücken von Tischen oder Stühlen unmöglich ist. Ein weiterer Aspekt warum Gruppenunterricht wenig Begeisterung in der Lehrerschaft findet, ist der Inhalt einzelner Unterrichtsfächer. So sind Gruppenarbeiten laut Aussagen der Lehrkräfte in Fächern wie Mathematik, Biologie oder Musik nicht einsetzbar.[3]

Aus Berichten von Kolleginnen/Kollegen und aus eigener Erfahrung ist immer wieder auch von Seiten der Schülerinnen/Schüler und Auszubildenden eine gewisse Abneigung gegenüber Gruppenarbeiten zu hören. Wörner (2012) führt noch weitere Gründe auf, die die Abneigung gegenüber Gruppenarbeiten erklären. Durch die Verschiedenheit der Menschen gibt es in jedem Bereich diejenigen, die lieber alleine arbeiten, und diejenigen, die gerne in Gruppen arbeiten. Doch gerade in der Gesundheits- und (Kinder-)Krankenpflege ist eine kooperative Zusammenarbeit elementar. Dies begründet es, die *„Einzelgänger" auf den sozialen Umgang mit Kollegen [...] vorzubereiten*[4]. In dem Wort „Gruppenarbeit" steckt laut Wörner ein weiterer Ablehnungsgrund der Lernenden bereits drin. Während die Lernenden das Zuhören bei Frontalunterricht in der Regel vorziehen, müssen sie bei Gruppenarbeit in eine andere Rolle wechseln und selbst tätig werden. Die Ablehnung von Gruppenarbeit richtet sich also weniger gegen die Gruppe, als vielmehr gegen die Arbeit, die im Gruppenunterricht von den Lernenden verlangt, aktiv zu werden. Doch liegt der Grund des Widerwillens nicht nur bei den Lernenden, sondern beruht zudem in vielen Fällen auf den unzureichenden Kenntnissen der Lehrkräfte über den richtigen Verlauf von Gruppenarbeiten. Insbesondere die Einleitung und Moderation von Gruppenarbeiten bewirken einen demotivierenden Effekt bei den Lernenden,

---

[3] Vgl. Huber, Haag, 2011, S.12-15

[4] Wörner, 2012, S.4

was zu ungünstigen Verläufen des Gruppenunterrichts führt. Dadurch sind zukünftige Gruppenarbeiten negativ behaftet.[5]

Wie bereits erwähnt, ist die Gruppenarbeit in der pflegerischen Ausbildung aus Gründen der kooperativen Zusammenarbeit unerlässlich. Daher bezieht sich diese Studie auf diesen Teilbereich der pflegerischen Ausbildung. Hierbei wird im theoretischen Unterricht ein Blick auf die didaktische Lehrmethode geworfen, um somit eine Übersicht zu dem methodischen Vorgehen zu erhalten und daraus Rückschlüsse auf eventuelle Veränderungen ziehen zu können. Die Befragung der Auszubildenden einer Gesundheits- und (Kinder-)Krankenpflegeschule in Norddeutschland stellt zunächst die Ist-Situation des Gruppenunterrichts dar. Hierbei wird erfragt, inwieweit einzelne Merkmale, die Gruppenunterricht auszeichnen, eingesetzt werden oder vorhanden sind. Beispielsweise geht es dabei um den Lerneffekt, die Motivation, die Gruppengröße oder um die Aufgabenstellung. Somit ist festgehalten, wie Gruppenunterricht stattfindet und wie zufrieden die Auszubildenden mit den Gruppenarbeiten sind. Im zweiten Schritt wird ermittelt, was die Auszubildenden benötigen, um eine für sie lernförderliche Gruppenarbeit durchführen zu können. In einer Soll-Analyse formulieren die Auszubildenden in offenen Fragen ihre Wünsche und Bedürfnisse in Bezug auf eine lernförderliche Gruppenarbeit. Aus diesen Ergebnissen werden die relevantesten und meistgenannten Bedürfnisse und Wünsche ermittelt und mit der Ist-Situation verglichen. Daraus lässt sich resultieren, inwieweit Veränderungen in Bezug auf Gruppenunterricht vorgenommen werden sollten, um für die Auszubildenden einen lernförderlichen Effekt zu erzielen.

Mittels eines Fragebogens mit geschlossenen und offenen Fragen wird folgender Frage nachgegangen:

Wie werden Gruppenarbeiten an einer Gesundheits- und (Kinder-) Krankenpflegeschule durchgeführt, welche Rahmenbedingungen müssen

---

[5] Vgl. Wörner, 2012, S.4-5

hergestellt und wie muss aus Sicht Lernender Gruppenunterricht didaktisch geplant und durchgeführt werden, um einen Erfolg im Lernprozess zu erzielen?

Für die Praxisforschung werden folgende Hypothesen aufgestellt:

- Die Gruppenarbeiten an einer Gesundheits- und (Kinder-) Krankenpflegeschule entsprechen den methodischen Kriterien zu Gruppenunterricht.
- Es gibt einen Zusammenhang zwischen didaktisch gut vorbereitetem Gruppenunterricht und einem erfolgreichen Lernprozess.
- Das Beachten der methodischen Kriterien bei der Durchführung und Auswertung von Gruppenarbeiten führt zu einem erfolgreichen Lernprozess bei den Lernenden.

Didaktischer guter Unterricht umfasst ein vielschichtiges *Lehr-Lern-Geschehen im Unterricht*[6], bei dem Überlegungen zu Zielen und Inhalten hinsichtlich ihrer Legitimation getätigt werden. Dabei geht es nicht um konkrete Umsetzung, sondern um Überlegungen bezüglich Voraussetzungen, Bedingungen, Begründungen, Methoden, Möglichkeiten sowie Grenzen von Unterricht.[7] Neben diesen Kriterien befasst sich die Didaktik in der Erwachsenenbildung mit der Bestimmung der Zielgruppe, den Lerninhalten, der Planung, Durchführung und Evaluation sowie der Reflexion. Gute Didaktik benötigt einen gestalteten Lernprozess. Dabei reicht es nicht aus, Informationen zur Verfügung zu stellen, die sich die Lernenden aneignen sollen. Der Lernprozess besteht vielmehr in der Unterstützung der Lernenden und in der Anknüpfung an Vorerfahrungen. Die Lehrkraft sollte das Lernen arrangieren, die Kommunikation gestalten und die Rahmenbedingungen, wie Ort, Zeit oder Raumausstattung mitgestalten. Gesetzte Lernziele verhelfen nicht nur den Lernenden zu einem Überblick, sondern auch der Lehrkraft zu einer Selbstreflexion des Unterrichts, in dem die aufgestellten Lernziele mit

[6] Riedl, Schelten, 2013, S.14

[7] Vgl. Riedl, Schelten, 2013, S.14

den erreichten Lernzielen verglichen werden. In der Erwachsenenbildung spielt die Lehrkraft eine zentrale Rolle, obwohl sie oftmals nur als Lernberaterin/Lernberater oder Coach verkannt wird.[8]

Der erste Teil der Praxisforschung umfasst eine Ist-Analyse anhand einer quantitativen Forschung. Keine der drei ursprünglich aufgestellten Hypothesen im Exposé dieser Arbeit war passend für eine Analyse der Vorgehensweise von Gruppenunterricht gewählt. Zwar sollten in dem ersten Forschungsanteil die Rahmenbedingungen von Gruppenarbeiten erfasst, jedoch nicht in einem Zusammenhang mit dem Lerneffekt gebracht werden. Die dritte Hypothese wurde ebenfalls ein wenig abgeändert, da sich eine Überschneidung in der zweiten und dritten Hypothese feststellen ließ. Beide Hypothesen in der ursprünglichen Version bezogen sich zum Teil auf die Planung von Gruppenarbeiten. Daher wurde in der dritten Hypothese die Planung herausgenommen. Somit bezieht sich nun die zweite Hypothese auf die Planung und die dritte Hypothese auf die Durchführung und Auswertung von Gruppenarbeit im Zusammenhang mit dem erfolgreichen Lernprozess.

Im quantitativen Teil dieser zweigeteilten Praxisforschung ist eine gewisse Motivation für Gruppenarbeiten zu erkennen, wobei diese nicht grundsätzlich bei allen Auszubildenden gegeben ist. Die Zielformulierung, die unter anderem maßgeblich zur Motivation der Lernenden beiträgt, wurde von den Lehrkräften nicht immer deutlich gemacht. Die Aufgabenstellung wird von den Auszubildenden häufig als detailliert und verständlich beschrieben. Eine zeitliche Vorgabe dient den Lernenden als Orientierung und wurde in dieser Forschung als häufig gegeben angekreuzt. Die Lehrkräfte standen laut Aussagen der Auszubildenden nur manchmal für Fragen zur Verfügung. Die Auszubildenden fühlten sich dennoch von den Lehrkräften gut betreut und unterstützt.

[8] Vgl. Quilling, 2015, S.2-5

Im qualitativen Teil dieser Praxisforschung wurden die Bedürfnisse der Auszubildenden ermittelt. Am wichtigsten ist den Auszubildenden Informationsmaterial von den Lehrkräften gestellt zu bekommen. Dicht dahinter folgt der Wunsch nach einer deutlichen, konkreten und verständlichen Fragestellung. Mit einigem Abstand ist den Auszubildenden eine an die Aufgabenstellung angepasste Zeitangabe wichtig. In jeweils ähnlicher Gewichtung benötigen die Auszubildenden erstellte Handouts der jeweiligen Gruppen, eine angepasste Gruppengröße, eine klare Zielformulierung, eine klare Zeitangabe und eine Korrektur der Ergebnisse durch die Lehrkraft vor der Präsentation. Weniger wichtig sind den Auszubildenden Kriterien, wie beispielsweise eine gerechte und objektive Bewertung, angemessene Räumlichkeiten oder eine fordernde und tiefgehende Aufgabenstellung.

2 Theoretischer Hintergrund

Gruppenunterricht ist eine Sozialform, bei der in Kleingruppen eine von der Lehrkraft oder der Gruppe selbst entwickelten Aufgabenstellung kooperativ bearbeitet wird. Die Ergebnisse fließen anschließend im weiteren Unterrichtsverlauf ein. Gruppenunterricht besteht aus wählbaren Methoden (beispielsweise Gruppenpuzzle oder Fish Bowl), die im Vergleich zum Frontalunterricht differierende Fähigkeiten aktivieren. Der Lehrende nimmt eine organisierende Rolle ein und bleibt im Hintergrund, während die Lernenden zumeist selbst über die Erarbeitungs- und Präsentationsmethode entscheiden. Durch die Motivation der einzelnen Lernenden, sich aktiv am Gruppenunterricht zu beteiligen, wird neben der Sozialkompetenz, der Personalkompetenz und der Fachkompetenz vor allem die Methodenkompetenz gefördert.[9] Meyer (2003) fügt eine zeitliche Begrenzung

[9] Vgl. Meyer, 1987, S.242

der Teilung des Klassenverbands hinzu und erwähnt die Nutzbarmachung der Arbeitsergebnisse im Klassenverband.[10]

Gruppenunterricht ist keine moderne Erfindung, sondern existiert schon seit Anbeginn der Menschheit. Bereits aus dem Mittelalter sind Aufzeichnungen zu finden, die Lernen in Gruppen belegen. Allerdings haben die damaligen Kriterien nur wenig gemeinsam mit denen des heutigen Gruppenunterrichts. So wich die einstige Belehrung jüngerer Schülerinnen/Schüler durch die älteren im Laufe der Zeit einer kollegialen Zusammenarbeit und gegenseitiger Hilfe. Der Begriff „Gruppenunterricht" wurde erst zum Ende des 19. Jahrhunderts entwickelt und in die pädagogische Terminologie aufgenommen.[11] Seitdem kam es zu vielen Veränderungen, und es wurden immer wieder überarbeitete Konzepte zum Lernen in Gruppen vorgestellt.[12]

Die kooperative Lernmethode „Gruppenarbeit", bei der gemeinsam am gleichen Ziel gearbeitet wird, besteht nicht nur aus dem gegenseitigen Helfen, Austauschen und Diskutieren. Zusätzlich teilt die Gruppe das vorhandene Wissen und übernimmt eine Verantwortung für die zu erarbeitenden Beiträge. Dabei werden zwischenmenschliche Fähigkeiten und individuelle Verantwortungsübernahme geschult. Gruppenarbeiten dienen der Teilung von Wissen, der gemeinsamen Erarbeitung von Aufgaben und der sozialen Interaktion, um die Lernqualität zu verbessern.[13]

Die heutigen Ansprüche an die Lernenden, in der Lebens- und Berufswelt zurechtzukommen, werden stetig komplexer. Hierfür werden Fähigkeiten wie das Erkennen von Problemen, das Lösen der erkannten Probleme und die Zusammenarbeit mit anderen Menschen benötigt. Kooperative Lernformen wie Gruppenarbeit bieten die Möglichkeit, Problemlösekompetenzen und

---

[10] Vgl. Meyer, 2003, S.146

[11] Vgl. Euler, 2007, S.10

[12] Vgl. Wörner, 2012, S.2

[13] Vgl. Johnson, Johnson, Smith, 2013, S.5ff

Fähigkeiten zur eigenständigen Regulierung von Lernprozessen zu erwerben.[14]

In der gegenwärtig wirtschaftlich geprägten Zeit sind Berufstätige mehr und mehr zur Selbständigkeit gezwungen. Führungskräfte verlangen eine verstärkte Eigenständigkeit und verantwortliche Übernahme von Planung und Durchführung. Dadurch wird der Anspruch erhoben, Selbstlernkompetenzen zu erwerben und durch ein lebenslanges Lernen den eigenen Arbeitsprozess zusammen mit den Kolleginnen/Kollegen, Vorgesetzten oder anderen Mitarbeiterinnen/Mitarbeitern zu optimieren. Diese Optimierung geht mit zwischenmenschlichem Umgang einher, für den soziale Fähigkeiten, wie beispielsweise Teamkompetenz oder Konfliktfähigkeit, relevant sind.[15]

Im Allgemeinen werden Kompetenzen als Voraussetzungen bezeichnet, die Lernende benötigen, um *komplexe Anforderungen in bestimmten Situationen erfolgreich und angemessen zu bewältigen*[16]. Diese Lösungen werden dann in Form von Handlungen umgesetzt. Eigenschaften der Lernenden, die Kompetenzen erwerben, befähigen zu kompetenten Handlungen, die unterschiedliche Qualitäten annehmen können. Einen weiteren Einfluss nimmt die Umwelt der Lernenden, in der Wissen und Inhalt zu Verfügung steht und in der gewisse Ansprüche an die Lernenden gestellt werden. Ein kompetenter Lernender ist in der Lage, Situationen anzupassen oder zu verändern und gleichzeitig gestellte Anforderungen zu erfüllen. Somit werden auf der einen Seite Kompetenzen, die im Erwachsenenalter durch kulturelle und erzieherische Einflüsse erworben wurden, in die Umwelt getragen, um dort Aufgaben zu erfüllen. Auf der anderen Seite wirkt wiederum die Umwelt auf die Lernenden ein und kann ihr Handeln verändern.[17]

---

[14] Vgl. Huber, Haag, 2011, S.4

[15] Vgl. Walzik, 2004, S.2

[16] Frank, Iller, 2013, S.34

[17] Vgl. Frank, Iller, 2013, S.34

Mit Hilfe von geeigneten Strategien steuern und verantworten die Lernenden den Wissens- und Kompetenzerwerb selbständig. Die zu bewältigen Aufgaben analysieren die Lernenden alleine oder im Team, überwachen den Lernfortschritt und reflektieren die erlangten Ergebnisse. *Selbstlernkompetenzen sind [somit] eine Voraussetzung als auch ein Ziel des Lernens*[18] [19].

Durch angeeignete Fähigkeiten kann der Wissens- und Kompetenzerwerb selbst reguliert und verantwortet werden. Durch selbstgesetzte Ziele werden die zu bewältigenden Aufgaben im Vorfeld analysiert, während des Arbeitsprozesses überwacht und zum Abschluss ausgewertet.[20]

Laut den Theoretikern Arnold und Siebert (2003) stellt sich Erwachsenenbildung als Deutungslernen dar, bei dem eine *systematische, mehrfachreflexive und auf Selbsttätigkeit verwiesene Auseinandersetzung des Erwachsenen mit eigenen und fremden Deutungen*[21] stattfindet. Dabei geht es also nicht nur um das Aneignen von neuem Wissen und neuen Kompetenzen, sondern auch um Anpassungen der vorhandenen Deutungen. Erwachsenenbildung wird als *(Re-)Konstruktion von Wirklichkeit*[22] verstanden und muss daher neues Wissen anbieten, während altes Wissen reflektiert wird.[23] Durch Gruppenunterricht lassen sich diese Deutungen ideal überprüfen, da unterschiedlich Lernende mit unterschiedlichen Deutungen zu einem Ergebnis kommen müssen.[24]

Das Menschenbild eines Erwachsenen setzt sich laut Arnold und Siebert (2003) aus einem Konstrukt zusammen, welches aus Bedeutungszuschreibungen besteht. Die Lehrenden sehen die Erwachsenen

[18] Euler, Pätzold, 2004, S.5

[19] Vgl. ebenda

[20] Vgl. Euler, 2004, S.5

[21] Arnold, Siebert, 2003, S.5

[22] Arnold, Siebert, 2003, S.113

[23] Vgl. ebenda

[24] Vgl. ebenda

(Teilnehmerinnen/Teilnehmer) beeinflusst durch eigene Erfahrungen, positive und negative Vorbilder und biografische Ereignisse jeweils unterschiedlich, wodurch eigene Anteile des Lehrenden in das Bild des Erwachsenen miteinfließen. Moderne Lebensweltforschungen sehen in dem Erwachsenen neun Milieus, die zu unterschiedlichen Anteilen Einfluss auf die Erwachsenenbildung haben. Beispiele hierfür sind das konservativ gehobene Milieu, das kleinbürgerliche Milieu, das Arbeitermilieu oder das alternative Milieu.[25] Erwachsenenbildung sollte durch didaktische Einbeziehung und Verständigung teilnehmerorientiert ablaufen. Erwachsene werden als selbständige Lernende angesehen, die ihre eigenen Erfahrungen und Lernmethoden mitbringen. Der Lehrende hat die Aufgabe, den Erwachsenen die Möglichkeit zu bieten, Wissenserschließungen und Wissensaneignungen selbstorganisiert durchzuführen. Hierfür eignet sich Gruppenunterricht optimal, da die Verantwortung zu Teilen in die Hand der Lernenden gelegt wird.[26]

Haselhost (2014), der sich mit seiner Theorie zu Selbstlernkompetenzen auf Czepiel (2009) beruft, zählt als Voraussetzung zur Selbstlernkompetenz verschiedene Kompetenzen auf: Die Sozialkompetenz gewährt zum einen den positiven Umgang und zum anderen die Fähigkeit der Kooperation und Kommunikation mit anderen Menschen. Unter Personalkompetenz wird die Fähigkeit verstanden, organisiert zu handeln und dabei seine eigenen Stärken und Schwächen analysieren zu können. Mit der Fachkompetenz kann fächerübergreifendes Wissen verknüpft und vertieft werden. Durch die Methodenkompetenz wird der Mensch befähigt, zielorientierte Denkmuster und Lösungsstrategien zu entwickeln. Die kommunikative Kompetenz ist für das Vermitteln von Sachverhalten, Befindlichkeiten oder Fragen in verschiedenen Kommunikationsformen verantwortlich. Der Umgang mit

---

[25] Vgl. Arnold, Siebert, 2003, S.27-31

[26] Vgl. Arnold, Siebert, 2003, S.127-128

Ängsten, Hoffnung und Erfolg im Lernprozess wird mit der emotionalen Kompetenz erlernt.[27]

Das lebenslange Lernen ist besonders in Bezug auf das medizinische oder pflegerische Fachwissen relevant. Durch wissenschaftliche Forschungen im Bereich der Medizin und der Pflege entwickelt sich das Wissen stetig weiter, und neue relevante Erkenntnisse müssen von dem Fachpersonal erlernt werden. Um den Mitarbeiterinnen/Mitarbeitern dieses Erlangen der neuesten Erkenntnisse zu erleichtern, ist es sinnvoll, schon während der Ausbildung Selbstlernkompetenzen zu vermitteln. Hierfür sind entsprechende Unterrichtsformen wie Gruppenarbeit geeignet, die es ermöglichen, Kompetenzen zu erwerben, die als Grundvoraussetzung für Selbstlernkompetenzen dienen.

Team- oder Gruppenarbeit in der Gesundheits- und Krankenpflege ist ein wichtiger Aspekt, der einen Großteil professioneller Pflege ausmacht. Aus diesem Grund wird den Lernenden schon in der Ausbildung die Möglichkeit geboten, die nötigen Fähigkeiten für Team- und Gruppenarbeit zu vertiefen und auf professionelles und berufliches Niveau auszubauen. Das Krankenpflegegesetz von 2004 macht keine Vorgaben zu Unterrichtsmethoden, Sozialform, didaktischen Konzepten oder Inhalt. Es ist jedoch festgelegt, dass die Ausbildung *fachliche, personale, soziale und methodische Kompetenzen zur verantwortlichen Mitwirkung bei der Heilung, Erkennung und Verhütung von Krankheiten [...]*[28] vermittelt. Diese vier Kompetenzen bilden somit die Basis für die Ausbildung zur/zum Gesundheits- und (Kinder-) Krankenpflegerin/Gesundheits- und (Kinder-)Krankenpfleger. Mit diesen Kompetenzen sollen die Lernenden befähigt werden, *[...] interdisziplinär mit anderen Berufsgruppen zusammenzuarbeiten und dabei multidisziplinäre und berufsübergreifende Lösungen von*

[27] Vgl. Haselhorst, 2014, S.41ff

[28] KrPflG, §3. Abs.1

Gesundheitsproblemen zu entwickeln[29]. Dieser Ausschnitt aus dem Krankenpflegegesetz impliziert die Gruppen- und Teamfähigkeit, die die Lernenden zu erwerben haben.

Empirische Befunde zu Gruppenarbeiten im Kontext der pflegerischen Ausbildung haben in der Sozialforschung bisher wenig Aufmerksamkeit erhalten. Eine iranische Studie befasst sich mit kooperativem Lernen im Zusammenhang mit Kommunikationsfähigkeiten gegenüber Patienten.[30] Eine weitere deutsche Studie erforschte die Unterrichtskultur in der Pflegeausbildung und stellte verschiedene didaktische Methoden einander gegenüber. Gruppenarbeiten in anderen Settings hingegen wurden vermehrt evaluiert. Hierbei handelt es sich beispielsweise um die Forschung zu der Kooperationsfähigkeit in Arbeitsgruppen, der Akzeptanz von Gruppenarbeit, dem Leistungsanstieg und sozialem Lernen im Vergleich zu Frontalunterricht oder der Teamarbeit in wirtschaftlichen Betrieben.[31]

Zufriedenheit beim Lernen ist ein wichtiger Faktor und Indikator für gute Unterrichtsqualität und führt somit zu positiven Lerneffekten. Studien zeigen eine Tendenz, die Lerneinrichtung zu verlassen oder das (Studien-)Fach zu wechseln, welche auf der Unzufriedenheit der Lernenden beruht. Bei Gruppenarbeiten spiegelt die Zufriedenheit jedes einzelnen Gruppenmitglieds wider, inwieweit die Bedürfnisse der Gruppe erfüllt wurden.[32]

Die vorliegende Arbeit befasst sich mit einer Untersuchung an einer Krankenpflegeschule in Deutschland und analysiert die Gestaltung von Gruppenarbeiten in den einzelnen Ausbildungskursen aus Sicht der Lernenden. Anschließend werden die notwendigen Rahmenbedingungen für eine lernförderliche Gruppenarbeit erfragt. Rahmenbedingungen sind Voraussetzungen, die erfüllt sein müssen, um Gruppenunterricht stattfinden

---

[29] KrPflG, §3. Abs.3

[30] Vgl. Baghcheghi, 2011, S.877ff

[31] Vgl. Reiber, 2010, S.118ff

[32] Vgl. Zedda, Bernardelli, Maran, 2017, S.2

lassen zu können. Hierbei geht es zum einen um institutionell-organisatorische Voraussetzungen, die die Bildungsstätte anzubieten hat.[33] Dazu zählen der Raum und dessen Einrichtung sowie die Medienausstattung. Rahmenbedingungen, die in der Regel die Lehrkraft vorgibt, sind die Zeit und die Gruppengröße.[34]

Um lernförderlichen Unterricht anbieten zu können, ist es sinnvoll, die Lernenden „dort abzuholen, wo sie stehen". Dafür muss der Erfahrungs- und Wissensstand der Lernenden ermittelt werden, um einen entsprechenden Unterricht anbieten zu können. Für lernförderliches Arbeiten ist die Methodenkompetenz relevant, um organisiert und zielorientiert Informationen zu bearbeiten oder zu beschaffen.[35] Lernförderlicher Unterricht beinhaltet die Voraussetzungen, die gegeben sein müssen, damit die Lernenden ihr Wissen und Können fachorientiert, zielgerichtet, strukturiert und effektiv erweitern können. Die Erfüllung der Voraussetzungen liegt in Teilen bei der Lehrkraft und in anderen Teilen bei den Lernenden selbst. Die Lehrkraft ist dabei für die Rahmenbedingungen verantwortlich, während die Lernenden die Bereitschaft, etwas zu lernen, mitbringen müssen.

Mit einer quantitativen Befragung wird im Rahmen dieser Arbeit ermittelt, wie Gruppenarbeiten aus Sicht der Lernenden gestaltet sind. Dafür wird konkret den Fragen nachgegangen, wie Gruppenarbeiten in einer Gesundheits- und (Kinder-)Krankenpflegeschule durchgeführt werden, welche Rahmenbedingungen aus Sicht der Lernenden hergestellt werden müssen und wie Gruppenunterricht geplant und durchgeführt werden muss, um einen erfolgreichen Lernprozess zu erzielen. Diese Befragung dient der Ermittlung der gegenwärtigen Vorgehensweise von Planung und Durchführung der Gruppenarbeiten im pflegerischen Unterricht. Im Anschluss beantworten die Lernenden offene Fragen, um die nötigen Rahmenbedingungen für

[33] Vgl. Euler, Pätzold, 2004, S.13

[34] Vgl. Berger, Fuchs, 2007, S.46

[35] Vgl. Riedl, Schelten, 2013, S.160ff

lernförderliche Gruppenarbeit zu ermitteln. Durch gezielte Fragen haben die Lernenden die Möglichkeit, ihre persönlichen Bedingungen zu nennen, mit denen sie eine lernförderliche Gruppenarbeit erreichen können. Durch einen Vergleich des Ist-Zustandes und der nötigen Bedingungen aus Sicht der Lernenden wird erfasst, inwieweit die Planung, Durchführung und Auswertung der Gruppenarbeit gestaltet werden muss, um für einen optimalen Lerneffekt zu sorgen. Die Ergebnisse werden zusammengefasst und können als Leitfaden für lernförderlichen Gruppenunterricht verstanden werden. Zusätzlich wird mit dieser Befragung versucht, einen Beitrag zu den Bedingungen von Gruppenarbeiten in Bezug auf die pflegerische Ausbildung in Deutschland zu leisten und damit eine Forschungslücke weiter zu schließen.

2.1 Vor- und Nachteile von Gruppenarbeit

Bei Gruppenarbeiten findet eine tiefe Auseinandersetzung mit den Inhalten statt. Zusätzlich wird ein umfassendes Verständnis des Problems entwickelt und somit die Kognition geschult.[36] Dabei wird eine Wirklichkeit konstruiert, bei der sich die Gruppenmitglieder austauschen und Problemstellungen lösen müssen. Der *Effekt des Lernens und Lehrens*[37] kommt hier zum Tragen, da die Lernenden den Inhalt selbst vollständig verstanden haben müssen, bevor sie ihn an andere weitervermitteln können. Vorteilhaft ist im Vergleich zur Einzelarbeit eine höhere Dichte an Informationen, die in den Unterricht eingebracht werden können.[38] Hier besteht allerdings die Gefahr, den Inhalt falsch verstanden zu haben und somit falsch weiterzuvermitteln. Ein weiterer Vorteil ist die altersbedingte Nähe der Gruppenmitglieder. Durch ähnliche Sprache und auch ähnliche Vorkenntnisse sind die Lernenden weniger gehemmt, Sachverhalte zu erklären. Das Vorwissen wird durch

[36] Vgl. Gordalla, Baumann, 2014, S.15

[37] Walzik, 2011a, S.2

[38] Vgl. Gordalla, Baumann, 2014, S.15

eigenständiges Lernen verstärkt aktiviert und intensiver genutzt als bei lehrerzentriertem Unterricht. Ebenso werden individuelle Lernprozesse und damit das Mitarbeiten und Mitdenken aller Lernenden gefördert. Jedes Gruppenmitglied und somit auch jede Gruppe hat ein eigenes Lerntempo, welches mittels Gruppenarbeit genutzt werden kann. Eine höhere Flexibilität im Lernprozess mit individuellen Lernwegen sorgt für ein motivierendes Lernklima und einen positiven Lerneffekt. Damit kann eine Steigerung des Selbstwertgefühls und der Selbständigkeit erlangt werden. In der Regel haben die Lernenden mehr Spaß an der Gruppenarbeit als am Stillsitzen im Frontalunterricht.[39] Gruppenarbeiten fördern soziale Fähigkeiten wie Arbeitstechniken oder Umgangsformen, welche die Gruppe positiv oder negativ bewerten kann. Bei einer negativen Bewertung bestimmter Umgangsformen besteht die Möglichkeit, soziale Interaktionen vorzunehmen, um eine Reflexion und Entwicklung innerhalb der Gruppe zu erzielen. Durch diese Reflexion und Entwicklung werden kooperative Grundhaltungen entwickelt. Diese Grundhaltungen sind im späteren Berufsleben wichtig und sollten daher schon früh vermittelt werden. Dadurch werden die Lernenden auf das Berufsleben vorbereitet. Dies ist auch in Hinsicht auf die Gruppenzusammensetzung sinnvoll. Diese sollte zufällig stattfinden, denn im Berufsleben können die Kollegeninnen/Kollegen in der Regel auch nicht ausgewählt werden.[40]

Gruppenarbeit hat jedoch auch negative Effekte, die bei der Methodenwahl beachtet werden müssen. So können beispielsweise in einzelnen Gruppen „Alphatiere" den Gruppenzusammenhalt spalten, einzelne Gruppenmitglieder demotivieren und eine soziale Interaktion verhindern. Desweiteren sind andere negative Gruppenphänomene wie „soziales Faulenzen", „Trittbrettfahren", Machtkonflikte oder unzureichende Zielorientierung möglich, die die Gruppenarbeit negativ beeinflussen. Auf der anderen Seite

---

[39] Vgl. Gordalla, Baumann, 2014, S.16

[40] Vgl. Walzik, 2011a, S.2-3

dienen diese Phänomene auch dazu, auf das spätere Leben vorzubereiten, in dem solche Konflikte ebenfalls vorkommen können. Die Massenträgheit beschreibt ein Phänomen, welches besonders dann auftritt, wenn das Arbeiten in Gruppen noch nicht so bekannt ist. Hierbei findet die Gruppe keinen oder nur sehr zögerlich einen Anfang in den Arbeitsprozess. Die Lehrkraft kann entgegenwirken, indem sie einzelne Gruppenmitglieder anspricht oder andere Methoden zur Problemüberwindung vorschlägt. Ein weiteres Phänomen ist der Interessenkonflikt, der zu Spannungen innerhalb der Gruppe führen kann.[41] Wie bereits erwähnt, besteht die Gefahr, missverstandene Inhalte zu lernen oder zu verbreiten. Diesem Risiko kann durch geschickte Aufgabenstellung, die eine halbzeitige Reflexion oder Zwischenpräsentation innerhalb der Gruppe beinhaltet, entgegengewirkt werden. Ein besonders großer Nachteil von Gruppenarbeit tritt bei schlechter Vorbereitung auf und ist somit vermeidbar. Unzureichende Vorbereitung auf den Gruppenunterricht kann den Eindruck entstehen lassen, die Aufgaben unnötigerweise und ohne Nutzen durchgeführt zu haben.[42]

3 Methodische Kriterien von Gruppenarbeit

Gruppenarbeit ist eine sinnvolle Methode, um Sozialkompetenzen zu fördern und auf das spätere Berufsleben vorzubereiten. Doch Gruppenunterricht kann, wenn eine ungünstige Vorbereitung durch die Lehrkraft vorgenommen wurde, auch demotivieren oder den Lerneffekt herabsetzen. Nicht jede Gruppenarbeit ist dazu geeignet, Sozialkompetenzen wie Teamarbeit, Konfliktfähigkeit oder sozialen Umgang zu vermitteln. Um dies zu erreichen, sind als Voraussetzung entsprechende Rahmenbedingungen und eine genau geplante Aufgabenstellung nötig. Gruppenarbeit kann einige Denk- und Kooperationsprozesse auslösen, die für das Erreichen bestimmter Lernziele

[41] Vgl. Gordalla, Baumann, 2014, S.16-17

[42] Vgl. Walzik, 2011a, S.2-3

genutzt werden können. Als Lernziel wird der gewünschte zukünftige Stand bezeichnet, der als Nachweis der erlernten Kompetenz gilt. Als Lehrkraft ist es wichtig, die Voraussetzungen für eine erfolgreiche Gruppenarbeit zu kennen, um entscheiden zu können, ob sich Gruppenarbeit für die Lernenden anbietet.[43]

Gruppenarbeit im Kontext mit Erwachsenenbildung kann keine Ergebnisse erzwingen. Die Lehrkräfte bieten lediglich *fördernd-indirekte Impulse*[44] und eine lernförderliche Umgebung an. Die Erwachsenen sind als autonome und reflektierende Lernende anzusehen.[45]

3.1 Lernvoraussetzungen von Gruppenarbeit

Um Gruppenarbeiten lerneffektiv und problemlos durchführen zu können, sind gewisse Lernvoraussetzungen zu berücksichtigen. Schlechte Erfahrungen mit zuvor geleisteten Gruppenarbeiten können bei den Lernenden eine negative Konnotation hinterlassen und somit eine weitere Gruppenarbeit erschweren. In diesem Fall sollte die Lehrkraft auf diese Gefühle eingehen und versuchen zu klären, was zu der schlechten Erfahrung geführt hat und wie derartige Situationen vermieden werden können.[46]

Eine weitere Lernvoraussetzung ist das Einhalten von Gesprächsregeln. Zu den nötigen sozialen Kompetenzen eines Lernenden gehört auch das Lernen von Gesprächsführung. Gerade in Situationen wie Gruppenarbeiten ist die Einhaltung von Gesprächsregeln bedeutend, da es keine kontrollierende Lehrkraft gibt, die beispielsweise unangebrachte Kommentare oder demütigende Äußerungen unterbindet.[47]

---

[43] Vgl. Walzik, 2011a, S.1

[44] Arnold, Siebert, 2003, S.7

[45] Vgl. Arnold, Siebert, 2003, S.7-8

[46] Vgl. Meyer, 2003, S.150

[47] Vgl. Meyer, 2003, S.150-151

Eine wichtige Voraussetzung für lernförderliche Gruppenarbeit ist die Motivation der Lernenden. Diese kann durch verschiedene Möglichkeiten erreicht werden. Zum einen ist es sinnvoll, die Ziele der Gruppenarbeit zu verdeutlichen. Dabei ist nicht nur das angesetzte Ziel der Gruppenaufgabe gemeint, sondern auch die zu erreichenden Lernziele, welche eine Gruppenarbeit begründen und rechtfertigen. Eine weitere stark motivierende Maßnahme ist das Bewerten der Gruppenleistung im Anschluss an die Gruppenarbeit. Die Note trägt also als wichtiger Faktor für einen positiven Lernprozess mit bei.[48]

3.2 Ziele von Gruppenarbeit

Gruppenarbeit hat aus Sicht Lernender und Lehrender Vorteile gegenüber anderen Unterrichtsmethoden und bietet einige Ziele, die durch didaktisch vorbereiteten Gruppenunterricht erreicht werden können. Die Beteiligung der Lernenden im Gruppenarbeitsprozess ist deutlich höher als bei Frontalunterricht. Dies führt zu einer freieren Meinungsäußerung auch stillerer Lernender, weil keine Zensur oder Kontrolle durch die Lehrkraft erfolgt. Neben der kommunikativen Kompetenz wird auch die soziale Kompetenz gefördert, da innerhalb der Gruppe ein Zusammengehörigkeitsgefühl entsteht. Das selbständige Arbeiten, welches abhängig vom Arbeitsauftrag freier oder weniger frei gefordert ist, erlaubt der Gruppe, Lernumwege oder alternative Lernmethoden zu erproben und somit die Neugierde nach anderen Sichtweisen auszuleben. Aus Sicht der Lehrkraft bietet sich die Gruppenarbeit zum Beobachten der Lernenden an. Der Mehraufwand an Zeit, der für Gruppenarbeiten benötigt wird, kann durch die wachsende Methodenkompetenz wieder ausgeglichen werden.[49]

---

[48] Vgl. Pauli, Reusser, 2000, S.428

[49] Vgl. Meyer, 2003, S.148

Gruppen verfolgen mit ihrer Zusammenarbeit offene und verdeckte Ziele. Zu den offenen Zielen gehört beispielsweise das Erarbeiten der Aufgabe mit einem präsentablen Ergebnis. Dabei ergänzen sich die Gruppenmitglieder mit unterschiedlichen Kompetenzen und Wissensständen. Als verdecktes Ziel ist der Aufbau eines sozialen Gefüges in Form von Gruppenzusammenhalt gemeint. Dadurch wird Sozialkompetenz, Kooperationsbereitschaft, gegenseitiger Respekt und Kommunikationskompetenz erlangt.[50]

3.3 Räumliche und zeitliche Voraussetzungen von Gruppenarbeit

An den wenigsten Bildungseinrichtungen gibt es jederzeit ausreichend Platz, um spontane oder auch geplante Gruppenarbeiten so durchführen zu können, wie es wünschenswert wäre. Für eine effektive Gruppenarbeit sollte jede Gruppe einen eigenen Raum bzw. Bereich haben, wo sie ungestört arbeiten und diskutieren kann. Die Lernenden sollten sich im besten Fall mit diesem Platz identifizieren können, um störende Faktoren in Bezug auf die Umgebung auszuschließen. Lernförderliche Medien oder Materialien tragen wesentlich zum lernförderlichen Prozess bei. Institutionen, in denen den Lernenden nur der eigene Klassenraum zur Verfügung steht, haben den Nachteil der entstehenden Unruhe bei Gruppenarbeiten. Die Unruhe entsteht dabei zum einen vor der eigentlichen Gruppenarbeit bei der Umgestaltung des Klassenraums zu gruppengeeigneten Arbeitsplätzen und zum anderen während der Gruppenarbeiten, bei denen innerhalb der Gruppen diskutiert werden muss. Dabei kann sich der Lärmpegel nach oben schaukeln, bis ein konzentriertes Arbeiten nicht mehr möglich ist.

Kreatives Arbeiten benötigt eine Auswahl an Medien oder Materialien, mit denen die Lernenden ihre Ergebnisse festhalten und präsentieren können. Diese sollten von der Lehrkraft organisiert und zur Verfügung gestellt werden.

[50] Vgl. Hillebrecht, 2016, S.1

Folgende Utensilien stellen beispielhaft den Bedarf dar: Tafel, Pinnwand, Material für Wandzeitungen oder Collagen, Stifte, Bastelmaterial, Objekte, digitale Medien etc.[51]

Die Aufgabe der Lehrkraft besteht in der Ermittlung der benötigten Zeitressourcen. Diese zeitliche Abschätzung muss auf den Arbeitsumfang, die Gruppengröße und die Aufgabenstellung abgestimmt sein. Für die Einhaltung der zeitlichen Vorgabe ist es sinnvoll, einen/eine sogenannten „Zeitmanager/Zeitmanagerin" für jede einzelne Gruppe zu ernennen oder jeweils von den Gruppen ernennen zu lassen. Die Aufgabe der/des Zeitmanagerin/Zeitmanagers besteht darin. die Vorgabe der Lehrkraft einzuhalten und im Gruppenarbeitsprozess die Zeit im Blick zu behalten. Sie/Er informiert die Gruppe über die noch verbleibende Zeit und mahnt gegebenenfalls zum Vorankommen.[52]

Ebenso besteht es die Möglichkeit, den Lernenden die Zeiteinteilung selbst zu überlassen. Hierbei wird die Selbständigkeit der Lernenden gefördert. Ganz ohne zeitliche Vorgabe ist eine Gruppenaufgabe jedoch auch nicht möglich, da zumindest ein Abgabetermin genannt werden sollte.[53]

3.4 Vorbereitung der Gruppenarbeit

Für Gruppenunterricht bedarf es einer gründlicheren Vorbereitung als für beispielsweise Frontalunterricht oder Partnerarbeit. Dies ist mit einer möglichst gering zu haltenden Intervention durch die Lehrkraft während der Gruppenarbeit zu erklären. Die Lehrkraft bereitet entweder themengleichen oder themendifferenzierten Gruppenunterricht vor. Auf eine dieser zwei Arten ist je nach Inhalt und Ziel des Unterrichts zurückzugreifen. Um die Selbständigkeit der Lernenden zu fördern, bietet sich ein themengleicher

[51] Vgl. Meyer, 2003, S.155

[52] Vgl. Walzik, 2011a, S.6

[53] Vgl. Kostorz, van den Berg, 2013, S.8

Arbeitsauftrag an, bei dem alle Kleingruppen die gleiche Aufgabe erhalten. Als Ergebnis dieser Aufgabe könnte beispielsweise das Erstellen einer Collage, ein Rollenspiel oder ein Experiment zu einem bestimmten Sachverhalt erwartet werden. Als Grundlage dafür sollte im Vorfeld Frontalunterricht abgehalten worden sein, um Grundkenntnisse zu dem Thema zu vermitteln. Für die Erarbeitung verschiedener Aspekte, Sichtweisen oder Unterthemen wird themendifferenzierter Gruppenunterricht vorbereitet, bei dem die Kleingruppen unterschiedliche Arbeitsaufträge oder zumindest unterschiedliche inhaltliche Aufgabenstellungen erhalten. Die einzelnen und unterschiedlichen Ergebnisse werden am Ende durch die Lehrkraft aufgenommen und wie ein Puzzle zusammengesetzt.[54]

Je nach Arbeitsauftrag ist es möglich, die Informationsmaterialien zur Verfügung zu stellen oder die Lernenden selbständig die nötigen Informationen suchen zu lassen. Gestellte Informationsmaterialien sollten individuell je nach Kompetenzen der Lernenden ausgewählt werden. Um die Lernenden zu fördern, ist es sinnvoll, Informationen zu wählen, die sie zum einen fordern, jedoch zum anderen nicht überfordern.[55] Für den Fall der themenunterschiedlichen Gruppenaufgabe hat die Lehrkraft für jede Gruppe eigenes Informationsmaterial vorzubereiten. Dabei ist auf einen möglichst gleichen Umfang des Informationsmaterials für alle Gruppen zu achten. Falls die Themen dieselben sind, kann für jede Gruppe das gleiche Material verwendet werden.[56]

3.5 Arbeitsaufträge zu Gruppenarbeit

Der Arbeitsauftrag einer Gruppenarbeit umfasst zugleich auch die Zielbeschreibung, welche oftmals für die Lernenden unklar und nicht eindeutig ersichtlich sein kann. Daher ist es ratsam, den Arbeitsauftrag wohl

[54] Vgl. Meyer, 2003, S.149-150

[55] Vgl. Kostorz, van den Berg, 2013, S.9

[56] Vgl. Borsch, 2015, S.78, 82

zu überlegen. Es unterscheiden sich drei Arten: geschlossene, offene und freie Arbeitsaufträge. Geschlossene Arbeitsaufträge sind von der Lehrkraft festgelegte Vorgaben zur Aufgabenstellung, zum Zeitpunkt und zur Vorgehensweise. Sie sind besonders für neu zusammengesetzte Gruppen hilfreich. Der Arbeitsauftrag wird in jedem Fall mündlich erklärt, um eventuell auftretende Fragen der Lernenden direkt beantworten zu können. Eine Visualisierung des Arbeitsauftrages ist ebenso wichtig, bei der er beispielsweise durch ein Arbeitsblatt pro Gruppe oder pro Person oder durch das Anschreiben an der Tafel festgehalten wird. Den Lernenden wird hiermit eine Handlungsorientierung geboten.[57] Berger und Fuchs (2007) konkretisieren die Visualisierung des Arbeitsauftrags, indem sie das Festhalten des Arbeitsauftrags in Form von Arbeitsblättern, an der Tafel oder als Overheadfolie für besonders wichtig erachten. Bei der Visualisierung ist auf die Ausformulierung des Arbeitsauftrags mit Angaben zu Sozialform und Arbeitszeit bzw. Abgabetermin zu achten.[58]

Der offene Arbeitsauftrag lässt den Lernenden mehr Freiheiten. Die Lehrkraft hat hierbei auch die Aufgabe, eine eindeutige inhaltliche und sprachlich verständliche Aufgabe zu benennen, jedoch bleibt es den Lernenden überlassen, wie diese Aufgabe umgesetzt wird. Diese Vorgehensweise eignet sich für Gruppen, die bereits Erfahrung mit geschlossenen Arbeitsaufträgen haben und neue Herausforderungen benötigen.[59] Bei den freien Arbeitsaufträgen handelt es sich genau genommen nicht um Arbeitsaufträge im eigentlichen Sinne, da den Lernenden die Erarbeitungsmethode nicht vorgegeben wird. Die Lernenden gehen eine Art Vereinbarung mit dem Lehrenden ein, in der die Erarbeitung eines frei wählbaren Themas abgemacht wird. Die Gestaltung und Erarbeitung des Themas liegt in der Entscheidung der Gruppe. Diese Art der Aufgabenstellung ist für Gruppen

[57] Vgl. Meyer, 2003, S.152

[58] Vgl. Berger, Fuchs, 2007, S.35

[59] Vgl. Meyer, 1987, S.257

geeignet, die Erfahrung mit offenen Arbeitsaufträgen haben, da die Gefahr einer Überforderung der Methodenkompetenz groß ist.[60]

Haag (2005) benennt mit folgenden Punkten, was für einen präzisen und verständlichen Arbeitsauftrag bedacht werden sollte. Hierbei handelt es sich sowohl um die mündliche als auch um die schriftliche Erklärung des Auftrags. Der Lehrende sollte klar darstellen, welche Handlungen er von dem Arbeitsauftrag erwartet. Die Reihenfolge dieser Handlungen sowie die zu nutzenden Arbeitsmaterialien sollten deutlich gemacht werden. Desweiteren ist die Form der Ergebnispräsentation elementar, um den Lernenden ein Ziel mitzugeben.[61] Laut Berger und Fuchs (2007) gehört eine Angabe zur Form der Ergebnispräsentation mit zur Aufgabenstellung. So ist beispielsweise bei einer Präsentation der Gruppenergebnisse bereits bei der Aufgabenstellung anzugeben, in welcher Form diese Präsentation stattzufinden hat. Berger und Fuchs (2007) sprechen sich für Gruppenrollen wie Schriftführerin/Schriftführer, Gruppensprecherin/Gruppensprecher, Zeitmanagerin/ Zeitmanager oder Moderatorin/Moderator aus und raten, diese Rollenverteilung auch schon im Arbeitsaufrag zu formulieren.[62]

Für eine effektive Planung ist eine zeitliche Vorgabe notwendig, die den Lernenden mitgeteilt wird. Diese ist nicht nur für die Unterrichtsplanung durch die Lehrkraft sinnvoll, sondern dient auch den Lernenden als Orientierung. Dadurch lernen sie ein effektives Zeitmanagement. Um möglichst viele Fragen zu vermeiden, sollte der Arbeitsauftrag verständlich formuliert sein und Fach- oder Schlüsselbegriffe entweder mündlich oder schriftlich erklärt werden. Zur Orientierung der Arbeitsschritte ist eine übersichtliche Gliederung des Arbeitsauftrags hilfreich.[63] Falls die Lehrkraft unsicher ist, ob der Arbeitsauftrag verstanden wurde, können gezielt Fragen an das Plenum

---

[60] Vgl. Meyer, 2003, S.153

[61] Vgl. Haag, 2005, S.29

[62] Vgl. Berger, Fuchs, 2007, S.35

[63] Vgl. Haag, 2005, S.29

gerichtet und somit der Arbeitsauftrag in anderen Worten wiederholt werden. Nach der Vorstellung des Arbeitsauftrags sollte Zeit für Rückfragen eingeplant sein, um einen möglichst reibungslosen Gruppenarbeitsprozess zu gewährleisten.[64]

3.6 Gruppenbildung bei Gruppenarbeit

Die Gruppenbildung wird kontrovers diskutiert, und je nach Literatur und Aufgabenstellung bestehen unterschiedliche Ansichten. Zum einen geht es um die Frage der Gruppeneinteilung. Hier gibt es die Möglichkeit, die Gruppen zuzuteilen, zufällig auszuwählen oder frei einteilen zu lassen. Die andere Frage beschäftigt sich mit der Größe der Gruppen.

Einerseits ist eine freie Gruppenfindung, die den Lernenden überlassen wird, aus sozialkompetenzfördernder Sicht sinnvoll. Andererseits verursacht eine freie Gruppeneinteilung Unruhe im Klassenverband, und oftmals bleiben Außenseiterinnen/Außenseiter zurück, die dann von der Lehrkraft zugeteilt oder von Mitleid fühlenden Gruppenmitgliedern aufgenommen werden.[65]

Die gesteuerte und die zufällige Gruppeneinteilung haben den Vorteil der Authentizität. Diese Realitätsnähe beruht laut Plamenig und Schmut (2006) auf der zufälligen Teamkonstellation, die sich ein Mensch im späteren Berufsleben in der Regel auch nicht aussuchen kann.[66]

Für einen gruppendynamischen und lernförderlichen Prozess sind stabile Kleingruppen wünschenswert. Dabei sollte zum einen die informelle Gruppenkonstellation, die aus bestehenden Freundschaftsgruppen zusammengesetzt ist, nicht getrennt, und zum anderen sollten Außenseiterinnen/Außenseiter oder hindernde Lernende integriert werden.

Meyer (2003) unterscheidet in leistungsdifferenzierte Gruppenbildung. So erwähnt er zunächst die homogenen Leistungsgruppen, in denen

[64] Vgl. Haag, 2005, S.29

[65] Vgl. Meyer, 2003, S.155

[66] Vgl. Plamenig, Schmut, 2006, S.19

leistungsgleiche Gruppen Unterrichtsthemen zu Lerndefiziten oder Lernstärken erarbeiten sollen. Die heterogenen Leistungsgruppen hingegen, in denen leistungsdifferenzierte Lernende zusammenarbeiten, eignen sich vor allem bei themendifferenzierten Aufgabenstellungen, da hierbei leistungsschwächere Lernende problemlos integriert werden können.[67]

Da die Gruppenbildung keiner festgelegten Regelung unterliegen kann, empfiehlt Meyer (2003) Kleingruppen zu bilden, die möglichst eng an den informellen Gruppen anknüpfen und dabei die Außenseiterinnen/Außenseiter integrieren. Diese Gruppen dienen den Aufgaben, die keine bestimmten Inhalte und Ziele anstreben. Für spontane und kurzfristige Gruppenarbeiten ist eine durch die Lehrkraft bestimmte Zusammensetzung der Gruppen ratsam. Die Kriterien für die Zusammensetzung sollten dabei im Vorfeld mit den Lernenden besprochen worden sein.[68]

Walzik (2011) orientiert sich an Redlich (1997), der ein ungefähres Gleichgewicht der Bereiche Leistung, Beziehung und Konflikt bei einer Gruppenzusammenstellung vorsieht. Die Leistungsorientierung dient der Strukturierung und Bewältigung der Sachaufgaben, während die Beziehungsorientierung den Zusammenhalt innerhalb der Gruppe fördert, sie als Einheit darstellt und eine angenehme Atmosphäre schafft. Das Konfliktpotential sorgt für die Entwicklung der Gruppe, da durch Konflikte eine persönliche Meinung entsteht, und jedes Gruppenmitglied in ihrer Persönlichkeitsbildung wächst.[69]

Auch bei der Gruppengröße werden in der Literatur unterschiedliche Zahlen genannt. Nach Dubs (1995) besteht eine optimale Gruppengröße aus vier bis sechs Mitglieder. Bei längerfristigen Gruppenarbeiten lohnt sich eine größere Gruppe von sechs Mitgliedern.[70] Die Gruppengröße hängt wie die

[67] Vgl. Meyer, 2003, S.154

[68] Vgl. Meyer, 2003, S.154

[69] Vgl. Walzik, 2011b, S.2-4

[70] Vgl. Dubs, 1995, S.293

Gruppeneinteilung von der Aufgabenstellung ab. Bei längerfristigen Gruppenaufgaben ist eine größere Gruppe von fünf bis acht Lernenden sinnvoll, da sich der Arbeitsaufwand je nach Arbeitsauftrag entsprechend vergrößert. Wenn die Gruppenarbeit nur über einen kurzen Zeitraum geplant ist, empfiehlt sich eine kleine Gruppe von vier bis sechs Lernenden. Besonders Stammgruppen profitieren mit dieser Gruppengröße am meisten. Dabei sollte die Gruppe möglichst heterogen in Bezug auf das Geschlecht und die Lernvoraussetzungen zusammengesetzt sein.[71] Meyer (2003) beschreibt eine Gruppengröße von vier bis fünf Lernenden, die in den meisten Fällen von Gruppenarbeit optimal sei.[72]

3.7 Arbeitsweise von Gruppenarbeit

Guter Gruppenunterricht setzt sich aus verschiedenen Aspekten zusammen, die die Planung, Durchführung und Reflexion betreffen. Meyer (2003) beschreibt eine innere und eine äußere Seite, die bei jeder Sozialform anzutreffen sind. Die innere Seite stellt das Ziel des Unterrichts dar, während die äußere Seite die Rahmenbedingungen abbildet. Bezogen auf den Gruppenunterricht beschreibt die innere Seite das Erlernen von Methodenkompetenz, welche die Lernenden zum *selbstbestimmten, gemeinsamen und kreativen Handeln befähigen*[73] soll. Die äußere Seite umfasst die Regelung der Räumlichkeit und die sozial-kommunikative Situation des Unterrichts. Wie viele didaktische Vorgehensweisen hat auch der Gruppenunterricht eine Einleitung, einen Hauptteil und einen Schluss. Mit der Einleitung wird das Thema eröffnet und erklärt. Anschließend wird die Gruppenarbeit angekündigt, der Arbeitsauftrag erklärt und die Gruppeneinteilung vorgenommen. Im Hauptteil findet die Gruppenarbeit in den jeweiligen Kleingruppen statt. Der Schluss befasst sich mit der

---

[71] Vgl. Borsch, 2015, S.77

[72] Vgl. Gudjons, 2003, S, 2003, S.154

[73] Meyer, 2003, S.146

Ergebnispräsentation durch die Gruppen und dem anschließenden Reflektieren und Integrieren in den fortlaufenden Unterricht durch die Lehrkraft. Der Ablauf ist in dem „Strickmuster“ zu Gruppenunterricht grafisch dargestellt (Abbildung 1).

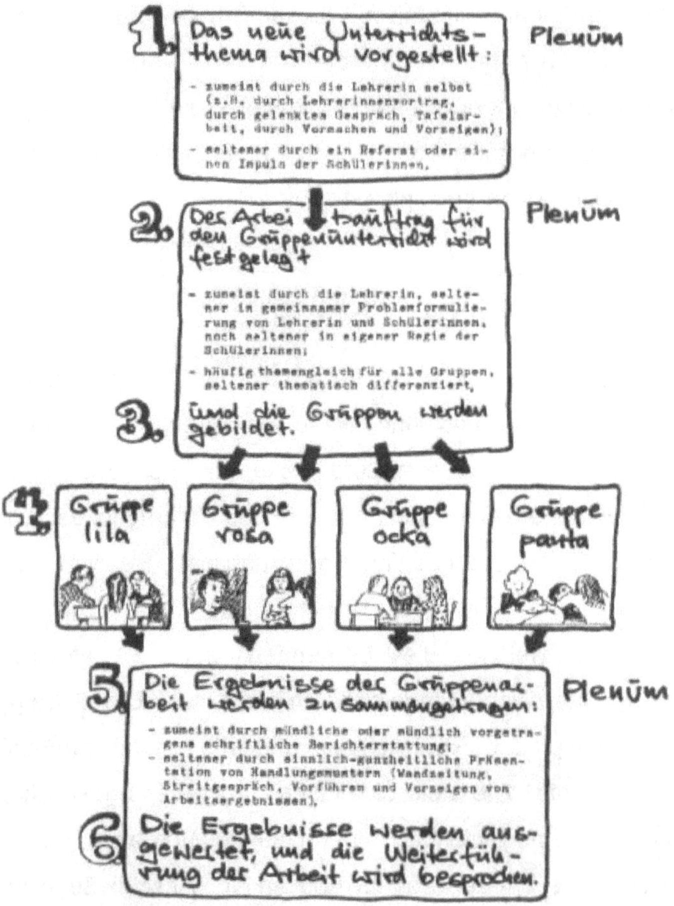

Abbildung 1: Strickmuster zu Gruppenunterricht nach Meyer (2003)[74]

[74] Meyer, 2003, S.146

3.8 Aufgaben der Lehrkraft während Gruppenarbeiten

Während der Gruppenarbeiten hat die Lehrkraft die Chance, verschiedene Tätigkeiten durchzuführen, die dem eigenen Lernen und dem Wohle der Gruppen dienlich sein können. Mit diesen Aufgaben entscheidet sich die Lehrkraft gegen den Rückzug in das Büro oder Lehrerinnenzimmer/Lehrerzimmer, um sich zu erholen oder anderen Tätigkeiten nachzugehen.

Die Lehrkraft kann den Gruppenarbeitsprozess miterleben, indem sie von Gruppe zu Gruppe geht, um dort nach aufgetretenen Problemen oder Unklarheiten zu fragen. Dabei ist es jedoch wichtig, die Lernenden nicht zu früh nach Beginn der Gruppenarbeit zu konfrontieren, um ihnen die Möglichkeit der selbständigen Problemlösung nicht zu nehmen. Im besten Fall ist die Lehrkraft für die Gruppen sichtbar und kommt nur nach Aufforderung zu den einzelnen Gruppen. Im Verlauf der Gruppenarbeit sollte die Lehrkraft sich ein Bild vom Arbeitsprozess der Gruppen verschaffen, um eventuelle planerische Umstrukturierungen vornehmen zu können. Unklarheiten können durch Kommunikation innerhalb der Gruppe meist ohne Hilfe der Lehrkraft aufgeklärt werden. Je nach aufgekommenen Problemen, die die Gruppe bei dem Besuch der Lehrkraft formuliert, können diese von der Lehrkraft zurück an die Gruppe gegeben werden, um eine Übersicht über die Gruppenmeinung zu erhalten. Mit kleinen Hilfestellungen oder Tipps von der Lehrkraft können die meisten Probleme innerhalb der Gruppe geklärt werden. Daher ist es für den kooperativen Lerneffekt und gruppendynamischen Prozess ratsam, die entstandenen Probleme nicht durch Lösungen seitens der Lehrkraft zu beseitigen, sondern durch Kommunikation und Kooperation den Gruppen die Chance zu geben, eigene Lösungen zu finden.[75]

---

[75] Vgl. Meyer, 2003, S.160

Eine andere Chance, die sich für die Lehrkraft bietet, ist die Beobachtung der Lernenden. Beobachtungen während des Frontalunterrichts sind schwierig und erweisen sich oftmals als unbrauchbar, da die Lernenden kaum kooperative und kommunikative Kompetenz zeigen können. Während Gruppenarbeiten sind diese Kompetenzen sehr gefragt und bieten sich daher zur Beobachtung an. Die Lehrkraft kann die Lernenden auf methodische, soziale, fachliche und personale Kompetenzen hin analysieren und daraus Rückschlüsse auf die einzelnen Lernenden schließen.[76]

3.9 Auswertung von Gruppenarbeit

Für eine motivierende und effektive Gruppenarbeit sollte sich die Gruppe mit den erarbeiteten Ergebnissen identifizieren können. Dafür ist es von Seiten der Lehrkraft relevant, Entscheidungen der Gruppe zu überlassen. Diese Entscheidungen beziehen sich auf organisatorische oder inhaltliche Aspekte, die beispielsweise die Wahl der/des Gruppensprecherin/Gruppensprechers, die Wahl der genutzten Medien oder die Raumauswahl betreffen. Um das Gruppengefühl zu stärken, ist Lob und Kritik immer auf die gesamte Gruppe zu beziehen und nicht auf einzelne Gruppenmitglieder. Je nach Absicht der Lehrkraft und vorgegebenen Richtlinien sollte die Lehrkraft immer die gesamte Gruppe bewerten. Besonders bei leistungsdifferenzierten (heterogenen) Gruppen sollte die Integration schwächerer Lernender besonders hervorgehoben werden, um alle Gruppenmitglieder zu fördern. Dabei ist darauf zu achten, die leistungsschwächeren Lernenden nicht vor den anderen Gruppenmitgliedern bloßzustellen.[77]

Die Präsentation der Gruppenarbeiten spielt eine wichtige Rolle für die Lernenden, da sie auf diese Ergebnisdarstellung hinarbeiten. Daher ist es besonders wichtig für die Lehrkraft, auf die organisatorische Einbindung aller

---

[76] Vgl. ebenda

[77] Vgl. Meyer, 2003, S.161

Präsentationen zu achten. Schon in der Aufgabenstellung sollte die Lehrkraft besonders bei themengleichen Arbeitsaufträgen darauf achten, eine möglichst kreative und individuelle Ergebnispräsentation zu fordern. Dies hat den einfachen Grund der schnell wachsenden Langeweile bei sich zu häufig wiederholenden und ähnlichen Präsentationsinhalten und -formen. Bei themendifferenzierten Arbeitsaufträgen ist diese Gefahr geringer, da immer neue Inhalte vorgestellt werden. Dennoch ist auch hier eine fantasievolle Art der Präsentation lobenswert hervorzuheben.[78]

4 Kooperatives Lernen vs. Gruppenarbeit

Kooperatives Lernen wird in unterschiedlicher Weise definiert: Zum einen wird kooperatives Lernen als Oberbegriff für Partnerinnen/Partner- oder Gruppenarbeit verstanden. Partnerinnen/Partner- und Gruppenarbeit ist, wie oben beschrieben, eine Arbeitsform mit kooperativen Strukturen und kann daher als kooperatives Lernen bezeichnet werden.[79] Walzik (2004) unterscheidet hier nochmals zwei Formen: Zum einen beschreibt er das *kooperative Lernen als Lernen in Vorbereitung auf Teamarbeit*[80] für die spätere Berufsausübung und zum anderen als *Gruppenlernen im Rahmen der schulischen Berufsausbildung*[81]. Kooperatives Lernen wird im Gegensatz dazu aber auch von der Partnerinnen/Partner- und Gruppenarbeit abgegrenzt mit der Begründung der sich voneinander unterscheidenden Zielsetzungen. Bei der Gruppenarbeit steht das Ergebnis im Mittelpunkt, während das kooperative Lernen das Lernen des einzelnen Gruppenmitglieds anstrebt.

[78] Vgl. Meyer, 2003, S.161

[79] Vgl. Meyer, 2003, S.161

[80] Walzik, 2004, S.4

[81] ebenda

Kooperatives Lernen zielt auf die Förderung von Interaktion und Lernprozessen ab.[82]

Die Gruppenarbeit ist eine erbrachte Leistung der Lernenden mit den Ergebnissen aus einer kooperativen, sprachlichen und sozial interaktiven Zusammenarbeit in der Sozialform Gruppenunterricht.[83]

Es gibt verschiedene Organisationsformen von Gruppenarbeit: Bei themengleicher Gruppenarbeit bearbeitet jede Gruppe das gleiche Thema, während bei themendifferenzierter Gruppenarbeit unterschiedliche Aufträge verteilt werden. Die Arbeitsaufträge von Gruppenarbeiten können offen, geschlossen oder frei wählbar gehalten sein.[84]

Gruppenarbeit und kooperatives Lernen können als unterschiedliche Unterrichtsmethoden angesehen werden. Green (2005) hat hierzu fünf Elemente zusammengestellt, die kooperatives Lernen von Gruppenunterricht unterscheidet:

Das erste Element bezieht sich auf die positive Abhängigkeit, bei der die Gruppenmitglieder ein gemeinsames Ziel erreichen müssen und dies nur durch den Erfolg jedes Einzelnen geschieht. Das zweite Element beruht auf der individuellen Verantwortungsübernahme. Jedes Gruppenmitglied ist für das Ergebnis mitverantwortlich. Die direkte Interaktion von Angesicht zu Angesicht beschreibt das dritte Element. Dabei geht es um direkte Nähe und Anwesenheit der Gruppenteilnehmer. Im vierten Element werden die Sozialfähigkeiten behandelt, die durch menschlichen Umgang miteinander, Kommunikation, Vertrauen, Führungsqualitäten, Entscheidungsfreudigkeit und Konfliktmanagement trainiert werden. Das fünfte Element befasst sich

---

[82] Vgl. Huber, Haag, 2011, S.4ff

[83] Vgl. Riedl, Schelten, 2013, S.95

[84] Vgl. Meyer, 1987, S.245

mit der Reflexion des Gruppenprozesses, in welchem gemeinsame Erarbeitungen beurteilt und kritisch hinterfragt werden.[85]

Bei kooperativem Lernen sucht jedes Gruppenmitglied nach Ergebnissen, die zum einen für es selbst und zum anderen für die Gruppe nützlich sein können. Kooperatives Lernen ist lehrreiche Zusammenarbeit in kleinen Gruppen, um das eigene und das gemeinsame Lernen zu verbessern. Kooperatives Lernen kann wettbewerbsorientiert oder kooperativ gestaltet sein. Bei wettbewerbsorientiertem Gruppenlernen versuchen die Gruppen ein besseres Ergebnis als die anderen Gruppen zu erzielen. Das kooperative Lernen fokussiert sich auf die Lernziele, die unabhängig von den anderen Gruppen zu erreichen sind.[86]

Gruppenarbeit im klassischen Sinne, wie sie im Schulunterricht oder in der Erwachsenenbildung durchgeführt wird, ist nicht mit dem kooperativen Lernen gleichzusetzen. Gruppenarbeiten werden mit der Absicht des Erreichens eines gemeinsamen Ziels aufgetragen. Hierbei geht es um die Erarbeitung einer Aufgabe, die anhand eines Textes oder eines Arbeitsblatts aufgetragen wird. Das Lernen steht nicht im Zentrum dieser didaktischen Methode. Durch die gemeinsame Erarbeitung kommt es vereinzelt immer wieder zu ungleichen Aufgabenverteilungen, indem sich einige Gruppenmitglieder stärker und andere weniger stark beteiligen oder sogar ganz aus dem Geschehen herausnehmen. Für den sozialen Prozess ist dieses Ungleichgewicht hinderlich, wohingegen die Ergebnisse durch Ausschluss schwächerer oder demotivierter Gruppenmitglieder effektiver und schneller erreicht werden können. Das kooperative Lernen hingegen zielt durch das Gestalten gemeinsamer Lernsituationen auf das Lernen der Gruppenmitglieder ab.[87]

---

[85] Vgl. Green, 2012, S.12-14

[86] Vgl. Johnson, Johnson, Smith, 2013, S.3

[87] Vgl. Huber, Haag, 2011, S.5-6

Die Gruppenarbeit ist nicht nur in der pädagogischen Lehre ein bekannter Begriff, sondern wird auch in wirtschaftlichen Betrieben verwendet. Daher ist hier eine Unterscheidung notwendig. Gruppenarbeiten in der Industrie zielen auf eine möglichst ökonomische Bewältigung von Aufgaben oder Problemen ab. Projektteams versuchen dadurch, die Effizienz und Produktivität des Unternehmens zu verbessern. Im pädagogischen Sinne stellt sich eine Person in den Dienst einer Gruppe, um gemeinsam bestimmte Lernziele zu erreichen. Hierbei geht es – im Gegensatz zum wirtschaftlichen Bereich – nicht nur um das bestmögliche Ergebnis, sondern auch darum, menschliche Kompetenzen weiterzuentwickeln. Diese Art der Gruppenarbeit dient als Vorbereitung für die erwähnte berufliche Kooperation.[88]

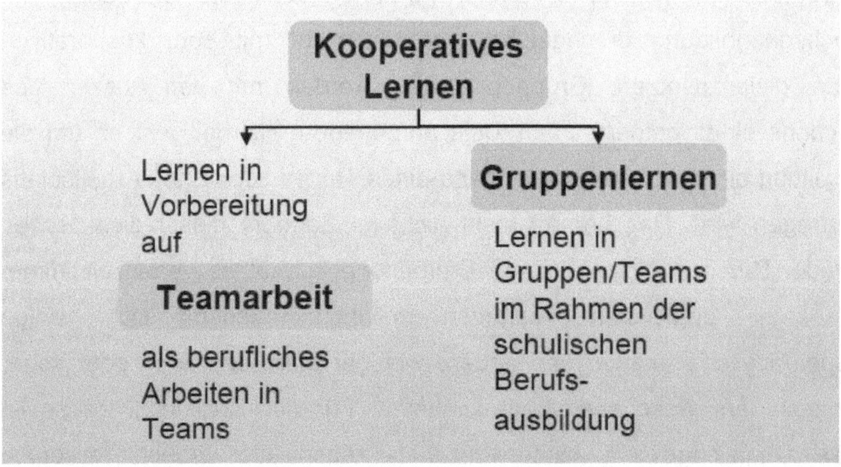

Abbildung 2: Begriffserklärung „kooperatives Lernen" nach Walzik (2004)[89]

[88] Vgl. Walzik, 2004, S.3-4

[89] Walzik, 2004, S.4

5 Aktueller Forschungsstand

Das Forschungsprojekt von Dann und Kolleginnen/Kollegen (1999) bezieht sich auf die Gestaltung von Gruppenarbeiten durch die Lehrkräfte, um daraus praktische Konsequenzen ziehen zu können. Damit ist es eines der ersten Projekte mit diesem Hintergrund, da sich die vorherigen Studien größtenteils mit der Selbständigkeit, Kreativität und Sozialkompetenz der Lernenden auseinandersetzten und somit die positiven Auswirkungen beleuchteten. Dann und Kolleginnen/Kollegen (1999) ging ein Jahr lang unter anderem den Fragen nach der Rolle der Arbeitsaufträge und nach dem Gefahrenpotenzial von Interventionen durch Lehrkräfte nach. Im Vergleich zu früheren Forschungen fand der Arbeitsauftrag kaum Berücksichtigung. Die Ergebnisse zeigen jedoch eine erhebliche Bedeutung der Art der Arbeitsaufträge. 72% der Lehrkräfte teilten die Arbeitsaufträge in einer mündlichen und schriftlichen Kombination mit, während 28% die Aufgabenstellung lediglich mündlich äußeren. Es zeigen sich bei der Kombination aus auditiver und visueller Wahrnehmung bessere Gruppenergebnisse mit weniger Intervention durch die Lehrkraft als bei der nur mündlichen Erklärung der Aufgaben. Die besseren Ergebnisse ergeben sich aus präzisen und verständlichen Arbeitsaufträgen und dadurch geringerer Verwirrung in den Gruppen. Gleiches gilt laut Dann und Kolleginnen/Kollegen (1999) für die Absicherung des Verständnisses der Arbeitsaufträge. Sorgt die Lehrkraft für eine Aufklärung aller Rückfragen, entwickelt sich ebenfalls weniger Desorientierung in den Gruppen und führt damit zu besseren Arbeitsergebnissen.[90]

Ein weiteres Augenmerk des Forschungsprojekts wurde auf die Intervention der Lehrkräfte gelegt. Die Ergebnisse weisen auf eine zu häufige Beteiligung der Lehrkräfte in den Gruppenaufgaben hin. Diese zu lange und zu häufige Intervention zeigt sich als ungünstig im gruppendynamischen Prozess und in

[90] Vgl. Dann et. al, 2003, S.90-92

den Ergebnissen. Die Kommunikation der Lernenden wird durch ein Einschreiten der Lehrkraft unterbrochen und weicht einem *„Mini-Frontalunterricht"*[91]. Dadurch kann es zu Ablenkung vom eigentlichen Thema kommen, und die produktive Arbeit stagniert. Auch wenn die Lehrkraft ergebnisfördernde und hilfreiche Absichten hat, kommen die Arbeitsprozesse durch die Unterbrechung oftmals zum Erliegen. Nachfragen nach dem aktuellen Stand der Gruppenarbeit bewirken mehrfach den Eindruck, die Aufgabe erledigt zu haben und anderen Beschäftigungen nachzugehen. Als letzter Punkt, der die Intervention durch Lehrkräfte kritisiert, ist das Eingruppieren in Statuspositionen. Oftmals spricht die Lehrkraft unbewusst diejenigen Lernenden an, die ein hohes Ansehen bei der Lehrkraft haben und spricht damit ebenfalls unbewusst den anderen Gruppenmitgliedern einen niedrigeren Status zu.[92]

Dann und Kolleginnen/Kollegen (1999) kategorisieren Lehrkräfte in drei Wissenstypen. Lehrkräfte mit dem Wissenstyp 1 sind unerfahren oder nicht erfolgreich in den Denkprozessen, die für Gruppenunterricht erforderlich sind. Sie handeln sehr starr, kontrollieren die Lernenden und sehen sich als autoritäre Fachperson. Wissenstyp 2 nimmt die Rolle der/des Beraterin/Beraters ein und steht bei Gruppenaufgaben mit Hilfe zur Verfügung. Wissenstyp 3 löst sich von der Vermittlerrolle und überlässt den Lernenden die Verantwortung für ihren Lernprozess. Erfolgreiche Lehrkräfte denken wie Wissenstyp 2 oder 3 und generieren dadurch effektiven Gruppenunterricht.[93]

Gruppen- und Partnerarbeit wird in der pflegerischen Ausbildung mit ca. 22% im Verhältnis zu anderen Unterrichtsmethoden wenig angewendet. Die Autorin der hier zitierten Studie verteidigt diese Zahl mit dem Argument des individuellen Lernfortschritts, der nicht mit allen Lernformen gleichwertig

---

[91] Dann et. al, 2003, S.93

[92] Vgl. Dann et. al, 2003, S.93

[93] Vgl. Dann et. al, 2003, S.94-95

erreicht werden könne.[94] Gruppenunterricht wird als elementar in der Berufsausbildung angesehen, doch zeigt ein Vergleich zwischen traditionellem Frontalunterricht und Gruppenunterricht keine signifikanten Veränderungen im Bereich der Kommunikationsfähigkeit.[95]

5.1 Studien zur Zufriedenheit mit Gruppenarbeit

Mit der Frage nach der Zufriedenheit mit Gruppenarbeiten beschäftigt sich eine italienische Studie (Zedda et al. 2013). Die Autoren gehen der Frage nach, inwieweit Studierende mit der Methode Gruppenunterricht und der Methode der Leistungsbewertung zufrieden sind. Befragt wurden Studierende eines Psychologie-Studiums. Die Gruppen bestanden aus vier bis acht Mitgliedern, die sich eigenständig finden sollten. Für die Leistungsbewertung wurden unterschiedliche Kriterien angewandt und jeweils an unterschiedlichen Gruppen getestet. Hierfür wurde Literatur genutzt, die verschiedene Beurteilungsmethoden durch die Lehrkraft oder durch eine Gruppe beschreibt. Die Ergebnisse zeigen eine deutliche Zufriedenheit mit der kooperativen Lernmethode „Gruppenarbeit" im Vergleich zur Kontrollgruppe. Dies zeigt sich auch in der verbesserten Punktezahl der Studierenden. Bei den Beurteilungsmethoden erhält die duale Methode, bei der die Lehrkraft und die Gruppe gemeinsam beurteilen, die meiste Zufriedenheit. Ein weiteres interessantes Ergebnis dieser Studie betrifft die Motivation der Lernenden. Die Aufteilung der Arbeit an alle Gruppenmitglieder motiviert auch die weniger aktiven Gruppenmitglieder, die von den Beiträgen der anderen profitieren können.[96]

Eine australische Studie hat schon 2005 die Zufriedenheit von Studierenden mit der kooperativen Lernmethode erforscht. Begründet auf den steigenden

---

[94] Vgl. Reiber, 2010, S.118-131

[95] Vgl. Baghcheghi, 2011, S.877-882

[96] Vgl. Zedda, Bernardelli, Maran, 2017, S.4ff

Anforderungen nach zwischenmenschlichen, professionellen und schriftlichen Kommunikationsfähigkeiten wurde diese Studie an einer Universität in Australien in einem finanzwirtschaftlichen Fach durchgeführt. Hierfür wurden selbstgewählte Gruppen zu je vier Mitgliedern gebildet. Die Ergebnisse decken ähnliche Befunde zur zuvor beschrieben Studie auf, da auch in diesem Fall durch die Erfahrungen mit Gruppenarbeiten unter anderem die Diskussionsfähigkeit verbessert wurde. Kooperative Lernformen führen zudem zu mehr zwischenmenschlichen und professionellen Fähigkeiten, die für das Berufsleben notwendig sind. Weitere Ergebnisse dieser Studie zeigen jedoch auch eine Unzufriedenheit mit Gruppenarbeiten. Einige Gruppenmitglieder waren aus unterschiedlichen Gründen nicht in der Lage, nützliche Beträge zur Gruppenarbeit zu leisten. Dennoch sieht der Großteil der Befragten eine Bereicherung im kooperativen Lernen und darin, das eigene Lernen organisieren zu dürfen.[97]

5.2 Studien zu Gruppenarbeiten in der pflegerischen Ausbildung

Eine Studie aus dem Iran von 2011 vergleicht das kooperative Lernen mit dem traditionellen Lernen in Bezug auf die Kommunikationsfähigkeit von Pflegenden in der Ausbildung gegenüber Patientinnen/Patienten. Die Kommunikationsfähigkeit wurde vor und nach der Studie untersucht, um einen Vergleich erstellen zu können. Die Studierenden wurden in zwei Gruppen geteilt. Die Kontrollgruppe wurde in traditioneller Weise unterrichtet, während die andere Gruppe die gleichen Inhalte in kooperativer Weise lernte. Die Gruppeneinteilung fand per Zufall statt, indem den Studierenden Nummern zugeteilt wurden. Die traditionelle Unterrichtsgruppe erfuhr vornehmlich Frontalunterricht, während die andere Gruppe kooperative und aktive Methoden in Vierer-Gruppen nutzte. Beide Gruppen wurden von der

[97] Vgl. Farrell, Farrell, 2008, S.37ff

gleichen Lehrkraft unterrichtet. Jede kooperative Kleingruppe wurde möglichst heterogen ausgewählt, damit keine Gruppe stärker oder schwächer im Vergleich zu den andern Kleingruppen ist. Die Ergebnisse zeigen keinen signifikanten Unterschied in der Kommunikationsfähigkeit zwischen den beiden Gruppen. Die Interaktionsfähigkeit mit den Patientinnen/Patienten hingegen wurde in der Gruppe der kooperativ Lernenden im Vergleich zur Kontrollgruppe verbessert. Die Studie zeigt, wie wichtig eine aktive Beteiligung am Unterricht in Form von Diskussionen und Gruppenarbeiten ist, um die kommunikativen Fähigkeiten in der Pflege zu verbessern.[98]

Um die methodische Dimension von pflegeberuflichen Ausbildungsschulen zu ermitteln, analysiert die Forschungsgruppe um Reiber (2010) Unterrichtssequenzen mit pflegebezogenem Inhalt an Pflegeschulen in Süddeutschland. Der Hintergrund dieser Studie lag in der Ermittlung der Handlungskompetenz und Persönlichkeitsentwicklung pflegerisch Lernender. Aus den Beobachtungen ergibt sich für Gruppen- und Partnerarbeit in der pflegerischen Ausbildung mit ca. 22% im Verhältnis zu anderen Unterrichtsmethoden eine relativ geringe Anwendung. Die meiste Zeit wird mittels eines Unterrichtsgesprächs gelernt. Der frontale Vortrag durch die Lehrkraft nimmt hingegen nur knapp 17% ein. Das Ergebnis zeigt also eine überwiegend klassische Unterrichtsform, bei der sich die Lernenden mit den Inhalten wenig auseinandersetzen und somit wenig Vertiefung stattfindet. Daraus lässt sich auf eine wenig sinnvolle Lernmethode in Bezug auf die Handlungskompetenz und Persönlichkeitsentwicklung schließen. Reiber (2010) verteidigt die niedrige Zahl der Gruppenunterrichte mit dem Argument des individuellen Lernfortschritts, der nicht mit allen Lernformen gleichwertig erreicht werden könne. [99]

---

[98] Vgl. Baghcheghi, 2011, S.877ff

[99] Vgl. Reiber, 2010, S.118-131

6 Literaturrecherche

Gruppenunterricht oder Gruppenarbeit ist in vielen Bereichen wiederzufinden. Nicht nur in pädagogischen Einrichtungen ist der Begriff Gruppenarbeit geläufig, sondern auch im wirtschaftlichen oder industriellen Bereich findet Gruppenarbeit häufig Anwendung. Ebenso wird Gruppenarbeit als eine Form von Therapie verstanden, bei der beispielsweise Gruppentherapien in Heileinrichtungen oder Therapiezentren durchgeführt werden. Die wirtschaftliche und therapeutische Gruppenarbeit sind für diese Forschung nicht relevant und wurden daher bei der Literaturrecherche ausgeschlossen. Für die Literaturrecherche wurden Datenbanken im schulpädagogischen, medizinisch-pflegerischen Bereich, in der Erwachsenenbildung, der allgemeinen und beruflichen Bildung durchsucht. Für die zielgerichtete Recherche wurden Bool´sche Operatoren (AND, OR und NOT)[100], Trunkierung, Phrasensuche und die „Berrypicking-Methode“[101] angewendet. Im Folgenden ist eine Suchanfrage in PubMed beispielhaft dargestellt. Die Literatur sowie die Studien wurden anhand wesentlicher Aspekte beurteilt: Für die Literaturrecherche wurden insbesondere die Kriterien Autorin/Autor, Aktualität und Quelle sowie im weiteren Kontext Kriterien wie Zielgruppe, Verlag oder Website beurteilt.[102] Für die Studien wurden ähnliche Kriterien ausgewählt. Zusätzlich zu den bereits genannten Kriterien wurden bei der Auswahl die Aspekte Methodenwahl, Studiengröße und die klassischen Gütekriterien Validität, Objektivität und Reliabilität berücksichtigt.[103] Besonders wichtig war hierbei die inhaltliche Vergleichbarkeit zum eigenen Forschungsthema.

In folgenden Datenbanken wurde die Literaturrecherche durchgeführt:

[100] Vgl. Kleibel, Mayer, 2011, S.107

[101] Vgl. Kleibel, Mayer, 2011, S.137-139

[102] Vgl. Kleibel, Mayer, 2011, S.78-85

[103] Vgl. Kleibel, Mayer, 2011, S.78-104

- Deutsches Institut für Erwachsenenbildung (DIE)
- Literaturdatenbank Berufliche Bildung (LDBB)
- Bundesinstitut für Berufsbildung (BIBB)
- Deutscher Bildungsserver
- Fachportal Pädagogik (FIS)
- Bildungsforschung und Bildungsinformation (DIPF)
- Bielefeld Academic Search Engine (BASE)
- Open Access Erziehungswissenschaften (peDOCS)
- PubMed
- DigiBib
- CINHAL

```
Recent queries in pubmed
Search,Query,Items found,Time
#34,"Search ((  published in t  Humans Sort by: [pubsolr12]",0,09:21:48
#33,"Search ((  published in t  Humans Sort by: [pubsolr12]",0,09:21:48
#24,"Search c  published in t  Humans Sort by: [pubsolr12]",232,08:53:17
#23,"Search c  Free full text   published in t  Humans Sort by: [pubsolr12]",56,08:52:54
#25,"Search c  Free full text   published in t  Humans",56,08:51:23
#22,"Search c  Free full text   published in the last 10 years",67,08:48:56
#21,"Search c  Free full text Sort by: [pubsolr12]",91,08:48:43
#20,"Search cooperative learning Filters: Review Sort by: [pubsolr12]",499,08:48:04
#19,"Search c  Clinical Trial Sort by: [pubsolr12]",753,08:47:40
#18,"Search ((  Clinical Trial Sort by: [pubsolr12]",1355,08:42:31
#17,"Search (Group work OR cooperative learning) AND (adult education OR nursing education OR nursing students) Filters: Review Sort by: [pubsolr12]",438,08:41:29
#16,"Search (((Group work OR cooperative learning) AND (adult education OR nursing education)) AND Clinical Trial) Filters: Review Sort by: [pubsolr12]",42,08:39:41
#15,"Search (((Group work OR cooperative learning) AND (adult education OR nursing education)) AND Clinical Trial)",1024,08:39:38
#14,"Search (((Group work OR cooperative learning) AND (adult education OR nursing education)) AND Clinical Trial) Filters: Clinical Trial Sort by: [pubsolr12]",909,08:39:34
#12,"Search (Group work OR cooperative learning) AND (adult education OR nursing education) Filters: Clinical Trial Sort by: [pubsolr12]",910,08:38:16
#11,"Search (Group work OR cooperative learning) AND (adult education OR nursing education) Filters: Clinical Trial",932,06:04:51
#9,"Search (Group work OR cooperative learning) AND (adult education OR nursing education)",7905,05:52:19
#8,"Search (Group work OR cooperative learning) AND (adult education AND nursing education)",1022,05:52:08
#7,"Search (Group work OR cooperative learning) AND adult education AND nursing education",1022,05:45:04
#6,"Search (Group work OR cooperative learning) AND adult education AND nursing",1072,05:44:31
#5,"Search (Group work OR cooperative learning) AND adult education",5701,05:44:08
#4,"Search (Group work AND adult education)",5220,05:43:07
#3,"Search Group work",117998,05:42:19
#2,"Search Gruppenarbeit Schema: all",0,05:42:01
#1,"Search Gruppenarbeit",0,05:42:01
```

Abbildung 3: Beispiel für eine Suchanfrage in PubMed

	Einschlusskriterien	Ausschlusskriterien
Forschungsgegenstand	Gruppenarbeit, Gruppenunterricht, kooperatives Lernen, Erwachsenenbildung, Pflegepädagogik, Pflege, Pädagogik, Studium	Andere didaktische Methoden
Zeitraum	1987-heute (wobei die ältere Literatur	Vor 1987

	teilweise bereits mehrere Auflagen hat)	
Setting	Krankenpflegeschule, Berufsschule, Erwachsenenbildung, Ausbildung Gesundheits- und Krankenpflege, Universität, Studium, Deutschland, International	Betriebe, Kindergarten, Therapiezentren
Population	Auszubildende in Pflegeberufen oder Berufsschulen, Lehrende in Pflegeberufen oder Berufsschulen, Studierende, Lernende in allgemeinbildenden Schulen	Auszubildende in anderen Berufen, Lehrende und Lernende in der Grundschule oder Kindergarten, Therapeuten, Therapiebedürftige, Arbeitnehmer und Arbeitgeber in Betrieben
Sprache	Deutsch, Englisch	Andere Sprachen

Tabelle 1: Ein- und Ausschlusskriterien bei der Literaturrecherche

7 Methodik

Im Rahmen einer Praxisforschung wird eine deskriptive Statistik durchgeführt. Die Studie befasst sich mit der quantitativen Beschreibung und der grafischen Darstellung von Daten, die mittels geschlossener Fragen erhoben wurden.

Es wird eine Häufigkeitszählung und eine Errechnung des Median durchgeführt. Die Häufigkeitszählung ermittelt, wieviele Personen welche Antwort gegeben haben. Dazu wird die absolute Häufigkeit errechnet, die die

Fallzahl den jeweiligen Merkmalsausprägungen zuordnet.[104] Der Median wird errechnet, um die genaue Hälfte der Stichprobe zu ermitteln. Da es sich bei dem quantitativen Abschnitt dieser Forschung um ordinale Daten handelt, ist die Errechnung des Medians opportun.[105]

Die bivariable Rangkorrelationsanalyse nach Spearman berechnet lineare Zusammenhänge zwischen ausgewählten (mindestens ordinalen) Merkmalen (auch Variablen genannt).[106] Hierbei gilt, je näher der Korrelationskoeffizient an -1 oder 1 ist, desto höher der Zusammenhang. Werte bis 0,39 zeigen einen geringen Zusammenhang, Werte von 0,4 – 0,69 weisen einen mittleren Zusammenhang auf und Werte von 0,8 – 1 belegen einen hohen Zusammenhang. Für die Signifikanz gilt: Bei Werten < 0,05 ist eine Signifikanz vorhanden, bei Werten > 0,05 ist keine Signifikanz vorhanden. Anhand der Korrelationen werden die aufgestellten Hypothesen überprüft.[107]

Für die Datenerhebung im Rahmen dieser Forschung werden als Grundgesamtheit alle Lernenden der Gesundheits- und (Kinder-)Krankenpflege und alle Lehrenden in Schulen für Gesundheits- und (Kinder-)Krankenpflege in Deutschland festgelegt. Da die Untersuchung der Grundgesamtheit zu aufwendig wäre, wird eine repräsentative Stichprobe (Sample) anhand einer gezielten Auswahl vorgenommen.[108] Diese Auswahl besteht aus 104 Lernenden der größten Krankenpflegeschule in Schleswig-Holstein (Nord-Deutschland). Die Ergebnisse der Praxisforschung beziehen sich dabei nur auf die Stichprobe und nicht auf die Grundgesamtheit.
Im quantitativen Abschnitt der Forschung wird eine Ist-Analyse durchgeführt. Hierbei werden 22 geschlossene Items anhand eines Fragebogens von den Auszubildenden beantwortet. Für die Ist-Analyse wird eine mehrstufige

[104] Vgl. Koller, 2014, S.77
[105] Vgl. Koller, 2014, S.92
[106] Vgl. Koller, 2014, S.220
[107] Vgl. Koller, 2014, S.214
[108] Vgl. Koller, 2014, S.14ff

Antwortvorgabe nach Likert verwendet. Es wurden fünf Merkmalsausprägungen gewählt, die in einer Reihenfolge stehen. Diese mehrstufige Merkmalsausprägung dient als Ratingskala und ist für ordinale Daten geeignet, da die Abstände zwischen den Ausprägungen nicht gleich sind.[109] Die fünf Merkmalsausprägungen sind „immer“, „häufig“, „manchmal“, „selten“ und „nie“ und wurden den Zahlen 1-5 zugeordnet. Die Angabe „fehlt“ wurde mit der 99 verbunden und zählt die Merkmale, die nicht oder fehlerhaft angekreuzt wurden.

Der qualitative Abschnitt dieser Forschung wird anhand drei offener Fragen (Items) durchgeführt und mittels einer qualitativen Inhaltsanalyse nach Mayring (2015) ausgewertet. Es handelt sich dabei um eine explorative Analyse, da Zusammenhänge gesucht werden, die vorher hypothetisch aufgestellt wurden.[110] Für die Analyse werden die Merkmalsausprägungen in Merkmale kategorisiert und sortiert (Klassifizierung). Anschließend werden sie zusammengezählt und der Häufigkeit nach aufgelistet. Die Antworten der Auszubildenden werden paraphrasiert, indem sie nach Merkmalen durchsucht werden. Diese Merkmale (auch Codes genannt) werden gesammelt und anschließend in einer Reduktion gebündelt. Diese Reduktion wurde in den drei Items durchgeführt, da pro Item jeweils mehrere Merkmale genannt wurden.[111] Die Merkmale aller drei Items werden zusammengezählt und somit eine Gesamthäufigkeit ermittelt (Generalisierung).[112] Zur qualitativen Forschung werden zusätzlich theoretische Begründungen hinzugefügt, die die Hypothesen untermauern.[113]

Anhand der Verbindung von qualitativer und quantitativer Forschung wird anschließend ein Vergleich gezogen zwischen der Ist-Situation und den

[109] Vgl. Völkl, Korb, 2018, S.20

[110] Vgl. Steland, 2016, S.1

[111] Vgl. Mayring, 2015, S.70ff

[112] Vgl. Mayring, 2015, S.45ff

[113] Vgl. Mayring, 2015, S.52

Wünschen und Bedürfnissen der Auszubildenden in Bezug auf Gruppenunterricht.

Mittels der Kombination aus qualitativem und quantitativem Vorgehen wird folgender Forschungsfrage nachgegangen:

Wie werden Gruppenarbeiten an einer Gesundheits- und Krankenpflegeschule durchgeführt, welche Rahmenbedingungen müssen hergestellt und wie muss aus Sicht Lernender Gruppenunterricht didaktisch geplant und durchgeführt werden, um einen Erfolg im Lernprozess zu erzielen?

Für die Praxisforschung werden folgende Hypothesen aufgestellt:

- Die Gruppenarbeiten an einer Gesundheits- und (Kinder-) Krankenpflegeschule entsprechen den methodischen Kriterien zu Gruppenunterricht.

- Es gibt einen Zusammenhang zwischen didaktisch gut vorbereitetem Gruppenunterricht und einem erfolgreichen Lernprozess.
- Das Beachten der methodischen Kriterien bei der Durchführung und Auswertung von Gruppenarbeiten führt zu einem erfolgreichen Lernprozess bei den Lernenden.

7.1 Gütekriterien

Um sich den Status einer sozialwissenschaftlichen Forschungsmethode anzueignen, wird diese Forschung an Hand von Gütekriterien durchgeführt. Der entwickelte Fragebogen wurde nach den Hauptgütekriterien Validität, Reliabilität und Objektivität entwickelt. Zusätzlich wurde das Kriterium Unverfälschbarkeit berücksichtigt. Da der Fragebogen zum Teil aus Multi-Item-Skalen besteht, ist hier die Überprüfung der Qualität relevant.[114]

---

[114] Vgl. Rammstedt, 2004, S.2

7.1.1 Reliabilität (Zuverlässigkeit)

Um die Genauigkeit, Zuverlässigkeit sowie die Konstanz der Messbedingungen des Fragebogens zu gewährleisten, wurde das Gütekriterium Reliabilität verwendet. Dieses Kriterium ist die Voraussetzung für die Validität. Die Reliabilität misst, inwieweit eine Messung stabil und genau ist. Die Reliabilität wird in verschiedene Tests unterteilt. Ein Re-Test konnte aus zeitlichen Gründen nicht vorgenommen werden. Hierfür wäre die Forschung ein zweites Mal durchgeführt worden. Stattdessen wurde ein Pretest durchgeführt, der Unklarheiten oder Ungenauigkeiten in dem Fragebogen ermittelte. Auch der Paralleltest, bei dem die gleiche Stichprobe einem anderen Messinstrument unterzogen wurde, ist bei dieser Forschung nicht durchgeführt worden, da aus zeitlichen Gründen keine zwei miteinander vergleichbaren Fragebögen den Befragten vorgelegt werden konnten. Die Split-half-Methode (Konsistenz), bei der das Messinstrument oder das Material in zwei Hälften geteilt wird, um zu überprüfen, ob beide Untersuchungsteile ähnliche Ergebnisse erzielen, konnte in diesem Rahmen nicht angewendet werden.[115] Auf Grund der Durchführung dieser Studie von nur einer Forschungsperson eignet sich die Intercoderreliabilität auch nicht, um die Ergebnisse zu vergleichen, auch wenn diese bei einer qualitativen Inhaltsanalyse sinnvoll wäre und am meisten angewendet wird.[116]

7.1.2 Validität (Gültigkeit)

Die Validität prüft, ob das gemessen wird, was gemessen werden soll. Dies kann durch verschiedene Methoden untersucht werden: Es kann ein Vergleich von gültigen Untersuchungsergebnissen mit dem eigenen Untersuchungsgegenstand und der eigenen Fragestellung gezogen werden (Außenkriterium). Diese Methode wurde zum Teil angewendet, da der eigene

[115] Vgl. Mayring, 2015, S.123

[116] Vgl. Mayring, 2015, S.53

Fragebogen auf einem bereits vorhandenen, jedoch nicht validierten, Fragebogens basiert. Ähnliche Ergebnisse wurden nur in Teilen gefunden. Diese spiegeln jedoch nicht die eigene Fragestellung wieder. Die Vorhersagevalidität trifft aufgrund nicht weiterführender Untersuchungen nicht zu. Ebenso werden keine extremen Ergebnisse erwartet, wodurch die Prüfung mittels Extremgruppe ungeeignet ist. Daher wird auf die Konstruktvalidität zurückgegriffen, bei der die Ergebnisse anhand Theorien auf die Plausibilität hin überprüft werden. Die hinzugezogene Literatur muss dabei eine feststehende Gültigkeit aufweisen. Aus diesem Grund und wegen der Prinzipien der Wissenschaftlichkeit wurde nur Fachliteratur verwendet.[117]

7.1.3 Objektivität

Die Objektivität prüft, ob das Untersuchungsergebnis ohne Einflüsse auf den Untersuchungsgegenstand entstanden ist. Die Befragung fand unter für alle Teilnehmerinnen/Teilnehmer gleichen Bedingungen statt (Durchführungsobjektivität). Die Fragebögen wurden im Kursverband ausgeteilt, direkt vor Ort unter Anwesenheit des Forschers ausgefüllt und anschließend wieder eingesammelt. Die Fragebögen waren alle gleich aufgebaut und strukturiert. Es fanden keine Unterbrechungen während der Befragung statt. Auf die Stimmung der einzelnen Teilnehmerinnen/Teilnehmer konnte keine Rücksicht genommen werden. Das Ziel der Befragung wurde im Vorfeld erklärt. Im Falle einer nicht zu wertenden Antwort einer geschlossenen Frage wurden Verfahren zur Dateneingabe festgelegt (Auswertungsobjektivität).

Mit der Interpretationsobjektivität werden die Untersuchungsergebnisse von zwei Seiten interpretiert. Aus zeitlichen und organisatorischen Gründen ist eine Auswertung zu zweit nicht möglich. Daher findet die Interpretation der

---

[117] Vgl. Mayring, 2015, S.124-125

Fragebögen nur von einer Person statt. Die Variablen wurden zuvor durch die forschende Person inhaltlich definiert.

7.1.4 Unverfälschbarkeit

Die Unverfälschbarkeit prüft, ob der Untersuchungsgegenstand Einfluss auf die Untersuchung nehmen kann. In diesem Fall ist ein direkter Einfluss nicht möglich. Es besteht die Möglichkeit, sich durch die/den Sitznachbarin/Sitznachbarn beeinflussen zu lassen. Die Forschungsperson stellte die Bitte, die Items in Eigenarbeit intuitiv zu beantworten und sich nicht von anderen Personen beeinflussen zu lassen. Um dabei die Durchschaubarkeit der Untersuchung zu minimieren, wurden zu jedem Merkmal jeweils zwei Items gestellt. Somit soll die soziale Erwünschtheit minimiert werden.[118]

7.2 Ethischer Aspekt

Durch die Forschung an Menschen ist der Aspekt der Ethik elementar. Der Forschende übernimmt eine Verantwortung gegenüber den Forschungssubjekten, so dass eine ethische Reflexion durch den Forschenden erfolgen muss. Die Teilnahme an der Forschung erfolgt freiwillig und kann jederzeit durch die Teilnehmenden abgebrochen werden. Die Daten werden anonym gehalten und diskret behandelt. Die Prinzipien der Ethik finden in dieser Arbeit Anwendung: Die Teilnehmenden haben ein Recht auf Information sowie auf Zustimmung oder Ablehnung. Desweiteren besteht das Recht, durch die Teilnahme keinen Schaden in jeglicher Form zu erleiden. Das Prinzip der Gerechtigkeit bewahrt die Teilnehmenden davor, Nachteile gegenüber anderen zu erfahren.[119]

---

[118] Vgl. Moosbrugger, Kelava, 2012, S.23

[119] Vgl. Hiemetzberger, 2016, S.99ff

7.3 Durchführung des Pretests

Aufgrund des neu implementierten und selbst gestalteten Fragebogens zu dieser Forschung bietet es sich aus verschiedenen Gründen an, einen Pretest durchzuführen. Der Pretest überprüft vor der eigentlichen Studie anhand einer kleinen Gruppe von Testpersonen mit ähnlichem Ausbildungsstand und Bildungsniveau, ob es Unklarheiten, Unstimmigkeiten oder Fehler im Messinstrument gibt. Desweiteren wird ermittelt, ob sich diese Methode für die geplante Forschung eignet und wieviel Zeit für das Ausfüllen des Fragebogens benötigt wird. Der Pretest dieser Forschung wurde von 16 Probanden durchgeführt. Diese Probanden setzen sich aus einer heterogenen Gruppe Auszubildender im letzten Lehrjahr zur/zum Gesundheits- und (Kinder-)Krankenpflegerin/Gesundheits- und (Kinder-) Krankenpfleger zusammen. Sie wurden über das Testverfahren ausführlich informiert. Es wurde Zeit für Rückfragen zur Verfügung gestellt. Während des Testverfahrens war die Forschungsperson anwesend, um eventuell auftretende Fragen umgehend klären zu können. Vor und nach dem Test traten keine Fragen auf. Dies spricht für eine ausführliche schriftliche sowie mündliche Erklärung der Forschungsperson. Im Anschluss an das Ausfüllen des Fragebogens wurden konkrete Fragen von der Forschungsperson an die Probanden gestellt. Diese bezogen sich auf die Länge des Fragebogens, die Verständlichkeit und die Struktur der Fragen.[120] Die Probanden empfanden den Fragebogen als nicht zu lang, jedoch ausreichend, um alle relevanten Elemente des Forschungsinhalts abzudecken. Alle Fragen wurden beantwortet. Bei den geschlossenen Fragen wurde die negative Formulierung angemerkt, die bei einigen Probandeninnen/Probanden für Verwirrungen sorgte (Beispiel: „Ich habe bei den Gruppenarbeiten nicht viel gelernt."). Die Begutachtung der Testergebnisse ergab eine Diskrepanz bei den Merkmalsausprägungen bei drei Items mit negativer Fragestellung. Aus

[120] Vgl. Koller, 2014, S.43-44

diesem Grund wurden diese drei Fragen verändert, indem aus der negativen eine positive Fragestellung formuliert wurde.

Zu den offenen Fragen wurden positive Anmerkungen gemacht. Die Fragen lassen Freiraum, um eigene Gedanken auszuformulieren, grenzen jedoch aufgrund der Formulierung die Antwortmöglichkeiten ausreichend ein. Zusätzlich wurden Fragen bezüglich entdeckter Fehler oder Unklarheiten seitens der Forschungsperson gestellt. Hier wurde lediglich ein Rechtschreibfehler entdeckt.

8 Auswertung des quantitativen Teils der Praxisforschung

Im Folgenden wird der quantitative Teil der Praxisforschung ausgewertet. Dafür werden zunächst die Erwartungen für die drei aufgestellten Hypothesen erläutert. Anschließend werden die Ergebnisse der quantitativen Forschung tabellarisch und grafisch dargestellt. Im Anschluss wird eine Zusammenhangsanalyse zur zweiten und dritten Hypothese vorgenommen.

8.1 Erwartungen zu den Ergebnissen des quantitativen Anteils

Erste Hypothese

Die erste Hypothese lautet: „Die Gruppenarbeiten an einer Gesundheits- und (Kinder-)Krankenpflegeschule entsprechen den methodischen Kriterien zu Gruppenunterricht." Die methodischen Kriterien werden im quantitativen Teil der Praxisforschung ermittelt und beziehen sich auf die Merkmale *Zeit, Gruppengröße, Aufgabenstellung, Informationsmaterial* und *Ergebnispräsentation*. Diese Merkmale werden mit den methodischen Kriterien für Gruppenarbeiten, die in der Literatur zu finden sind, verglichen. Folgende Erwartungen werden an die Antworten des Fragebogens gestellt:

- Die Auszubildenden empfinden die zeitlichen Ressourcen für die Gruppenarbeiten oftmals als zu viel, indem mehr Zeit zur Verfügung steht, als die Gruppe benötigt.
- Eine zeitliche Angabe von der Lehrkraft wird bei jeder Gruppenarbeit genannt.
- Bezüglich der Gruppengröße wird eine größtenteils angemessene Gruppengröße erwartet. Zu einem geringen Teil werden nicht passende Gruppengrößen angemerkt.
- Bezüglich der Aufgabenstellung wird eine Zufriedenheit erwartet. Vereinzelt fehlt es den Auszubildenden an Details und Verständlichkeit.
- Das Informationsmaterial wird zum größten Teil von den Lehrkräften zur Verfügung gestellt. Diese sind jedoch nicht immer hilfreich und aktuell.
- Eine Ergebnispräsentation der einzelnen Gruppen findet nach fast jeder Gruppenarbeit statt. Allerdings werden nur wenige Diskussionen im Plenum zu den einzelnen Gruppenthemen geführt.

Zweite Hypothese

Die zweite Hypothese lautet: „Es gibt einen Zusammenhang zwischen didaktisch gut vorbereitetem Gruppenunterricht und einem erfolgreichen Lernprozess." In dieser Hypothese werden die in dem Fragebogen erforschten Merkmale *Informationsmaterial, Aufgabenstellung* und *Ziel* berücksichtigt, die mit dem Merkmal *Lerneffekt* korreliert werden. Es wird ein nennenswerter Zusammenhang zwischen dem Informationsmaterial und dem Lerneffekt erwartet. Durch das Austeilen von Informationsmaterialien würden die Auszubildenden einen besseren Lerneffekt erzielen. Eine konkrete, verständliche und detaillierte Aufgabenstellung ist für den positiven Lerneffekt elementar. Daher wird bei der Korrelation der Merkmale *Aufgabenstellung* und *Lerneffekt* ebenfalls ein deutlicher Zusammenhang erwartet. Weiterhin wird ein Zusammenhang zwischen Ziel und Lerneffekt erwartet. Zu erklären, warum die Auszubildenden eine bestimmte Gruppenaufgabe erfüllen sollen und welcher Zweck dahinter steht, würde, so die Annahme, einen positiven Lerneffekt erzielen.

Dritte Hypothese

Die dritte Hypothese lautet: „Das Beachten der methodischen Kriterien bei der Durchführung und Auswertung führt zu einem erfolgreichen Lernprozess bei den Lernenden." In dieser Hypothese werden die in dem Fragebogen erforschten Merkmale *Aufgaben der Lehrkraft, Gruppengröße, Zeit* und *Ergebnispräsentation* mit dem Merkmal *Lerneffekt* korreliert. Es wird ein geringer bzw. kein Zusammenhang zwischen den Aufgaben der Lehrkraft und dem Lerneffekt erwartet, da die Tätigkeit der Lehrkraft keinen Einfluss auf den positiven Lerneffekt der Auszubildenden sollte. Hinsichtlich der Gruppengröße wird ein Zusammenhang zwischen der Gruppengröße und einem positiven Lerneffekt erwartet, da zu große sowie zu kleine Gruppen den Arbeitsprozess negativ beeinflussen können. Auch wird ein Zusammenhang zwischen der Zeit und dem Lerneffekt erwartet. Ein an die Aufgabenstellung angepasster Zeitrahmen ist lernförderlicher als zu viel oder zu wenig Zeit, da dadurch die Motivation und der Antrieb negativ beeinflusst werden könnte. Bezüglich der Ergebnispräsentation wird kein nennenswerter Zusammenhang mit einem positiven Lerneffekt erwartet, da die Auszubildenden mehr von der eigentlichen Gruppenarbeit lernen als von den Präsentationen der Gruppen.

8.2 Ergebnisse und Auswertung des quantitativen Anteils

Die gewonnen Daten wurden mit dem Statistikprogramm SPSS ausgewertet. Hierfür wurde zunächst eine Analyse der Häufigkeitsverteilung durchgeführt.

Die nachfolgende Tabelle zeigt die Verteilung der Häufigkeit in Prozent. Die dick geschriebenen Einträge sind die prozentual höchsten Werte und somit die am meisten angekreuzten Antworten.

Nr.	Frage (Item)	Merkmal	*immer*	*häufig*	*manch-mal*	*selten*	*nie*	fehlt	Median
1	Bei Gruppenarbeiten war ich motiviert und arbeitete gerne mit.	Motivation	8,75%	**42,3%**	39,4%	8,7%	1,0%	-	häufig
2	Innerhalb der Gruppen wurden die Aufgaben gerecht verteilt.	Arbeitsverteilung	12,5%	**41,3%**	35,6%	10,6%	-	-	häufig
3	Ich habe bei den Gruppenarbeiten nicht viel gelernt.	Lerneffekt	1,9%	26,0%	**40,4%**	26,9%	3,8%	1,0%	manchmal
4	Ich habe den Zweck der Gruppenarbeiten nicht nachvollziehen können.	Ziel	4,8%	19,2%	**41,3%**	23,%	11,5%	-	manchmal
5	Die vorgegebene Zeit war für die Aufgaben der Gruppenarbeiten angemessen.	Zeit	11,5%	**37,5%**	29,8%	19,2%	1,9%	-	manchmal
6	Über die Ergebnisse der Gruppen wurden Diskussionen mit dem gesamten Kurs geführt.	Ergebnispräsentation	9,6%	**31,7%**	24,0%	26,9%	7,7%	-	manchmal
7	Die Gruppenzusammensetzungen haben zu Problemen innerhalb der Gruppe geführt.	Sozialer Umgang	2,9%	7,7%	26,0%	**37,5%**	25,0%	1,0%	selten
8	Die Aufgaben für die Gruppenarbeiten waren für mich	Aufgabenstellung	15,4%	**50,0%**	29,8%	3,8%	1,0%	-	häufig

	detailliert und verständlich formuliert.								
9	Die Informations-materialien wurden von den Lehrkräften zur Verfügung gestellt.	Informa-tions-material	13,5%	**33,7%**	27,9%	22,1%	2,9%	-	manch-mal
10	Die Lehrkräfte haben uns während den Gruppenarbeiten angemessen unterstützt.	Aufga-ben der Lehr-kraft	17,3%	**34,6%**	30,8%	17,3%	-	-	häufig
11	Die Gruppen-größen waren für die Gruppen-aufgaben geeignet.	Grup-pengröße	2,9%	29,8%	**43,3%**	18,3%	5,8%	-	manch-mal
12	Das Arbeiten in Gruppen macht mir keinen Spaß.	Motiva-tion	6,7%	19,2%	26,0%	**39,4%**	8,7%	-	manch-mal
13	Ich empfand die Aufgabenstellungen der Lehrkräfte als unvollständig und unklar.	Auf-gaben-stellung	-	14,4%	**45,2%**	30,8%	6,7%	2,9%	manch-mal
14	Die Lehrkräfte haben keine zeitlichen Begrenzungen vorgegeben.	Zeit	3,8%	5,8%	4,8%	38,5%	**47,1%**	-	Selten
15	Mit der Anzahl an Gruppenmit-gliedern konnte ich effektiv lernen.	Grup-pen-größe	4,8%	**35,6%**	31,7%	24,0%	2,9%	1,0%	manch-mal
16	Einige Gruppen-mitglieder haben mehr Aufgaben übernommen als andere.	Arbeits-vertei-lung	23,1%	**36,5%**	24,0%	14,4%	1,9%	-	häufig
17	Die Informations-materialien waren für die Gruppen-arbeiten	Informa-tions-material	6,7%	33,7%	**40,4%**	15,4%	1,9%	1,9%	manch-mal

	hilfreich.								
18	Während der Gruppen-arbeiten standen die Lehrkräfte für Fragen zur Verfügung.	Aufga-ben der Lehr-kraft	16,3%	**26,0%**	19,2%	23,1%	15,4%	-	manch-mal
19	Die Ergebnisse der Gruppen-arbeiten wurden dem Plenum präsentiert.	Ergeb-nis-präsen-tation	43,3%	**46,2%**	9,6%	1,0%	-	-	häufig
20	Während der Gruppenarbeiten kam es zu Konflikten zwischen den Gruppen-mitgliedern.	Sozialer Umgang	1,0%	9,6%	22,1%	**45,2%**	22,1%	-	selten
21	Die Ziele der Gruppen-arbeiten wurden durch die Lehrkräfte deutlich gemacht.	Ziel	10,6%	29,8%	**32,7%**	25,0%	1,0%	1,0%	manch-mal
22	Durch die Gruppen-arbeiten konnte ich mein Wissen erweitern.	Lernef-fekt	6,7%	**36,5%**	35,6%	21,2%	-	-	manch-mal

Tabelle 2: Prozentuale Darstellung der Häufigkeiten zu den Merkmalen der Befragung

Merkmal Motivation

Mit dem ersten Item „Bei Gruppenarbeiten war ich motiviert und arbeitete gerne mit.“ wurde das Merkmal *Motivation* erfragt. Laut Auswertung waren die meisten Probanden „häufig“ (42,3%) motiviert und arbeiteten gerne mit. Dicht dahinter wurde die Ausprägung „manchmal“ (39,4%) gewählt. „Immer“ und „selten“ wurden zu je 8,65% angegeben. 0,9% waren „nie“ motiviert oder arbeiteten gerne mit.

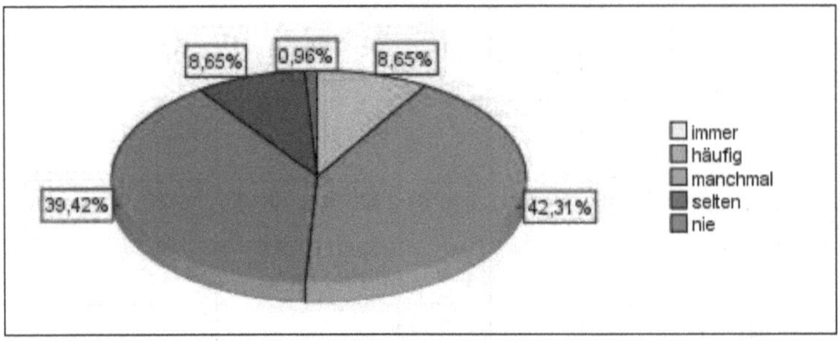

Abbildung 4: Tortendiagramm Häufigkeit Variable Motivation 1 (n = 104)

Mit Item 12 „Das Arbeiten in Gruppen macht mir keinen Spaß." wurde ebenfalls nach dem Merkmal *Motivation* gefragt. Als häufigste Ausprägung wurde „selten" (39,4%) gewählt, gefolgt von „manchmal" (26,0%) und „häufig (19,2%). 8,7% gaben „nie" und 6,7 % wählten „immer".

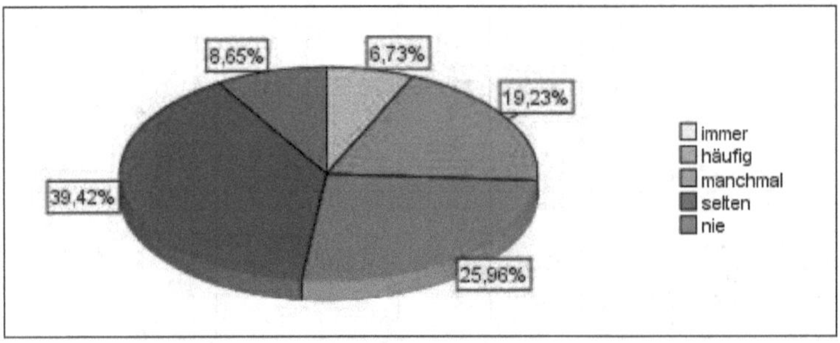

Abbildung 5: Tortendiagramm Häufigkeit Variable Motivation 2 (n = 104)

Merkmal Arbeitsaufteilung

Das Item „Innerhalb der Gruppen wurden die Aufgaben gerecht verteilt." fragte nach dem Merkmal *Arbeitsaufteilung*. Der Großteil der Probanden empfand die Aufteilung der Aufgaben als häufig (41,3%) gerecht. „Manchmal" gerecht wurden zu 35,6% gewählt. Die Ausprägungen „immer" (12,5%) und „selten" (10,6%) sind weniger vertreten, während die Ausprägung „nie" gar nicht angekreuzt wurde.

Bei dem ebenso das Merkmal *Arbeitsverteilung* befragenden Item „Einige Gruppenmitglieder haben mehr Aufgaben übernommen als andere." wurde als häufigste Ausprägung „häufig" (36,5%) gewählt. Die Ausprägungen „manchmal" (24%) und „immer" (23,1%) unterscheiden sich nur geringfügig. Die Ausprägung „nie" (1,9%) ist wenig vertreten.

Merkmal Lerneffekt

Das Merkmal *Lerneffekt* wurde mit dem Item „Ich habe bei den Gruppenarbeiten nicht viel gelernt." erfragt. Die dominierende Ausprägung ist „manchmal" (40,8%). Die Ausprägungen „selten" (27,2%) und „häufig" (26,2%) unterscheiden sich nur einem Prozentpunkt. Die Ausprägungen „nie" (3,9%) und „immer" (1,9%) fallen gering aus.

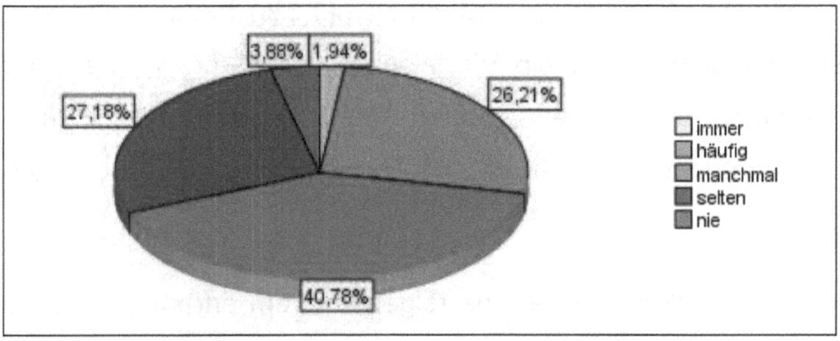

Abbildung 6: Tortendiagramm Häufigkeit Variable Lerneffekt 1 (n = 103)

Das Pendant zu dem Merkmal *Lerneffekt* ist das Item „Durch die Gruppenarbeiten konnte ich mein Wissen erweitern.". Am meisten wurde „häufig" (36,5%) gewählt, dicht gefolgt von „manchmal" (35,6%). Die Ausprägung „selten" erreichte 21,2%, während „immer" 6,7% erwarb. „Nie" wurde gar nicht gewählt.

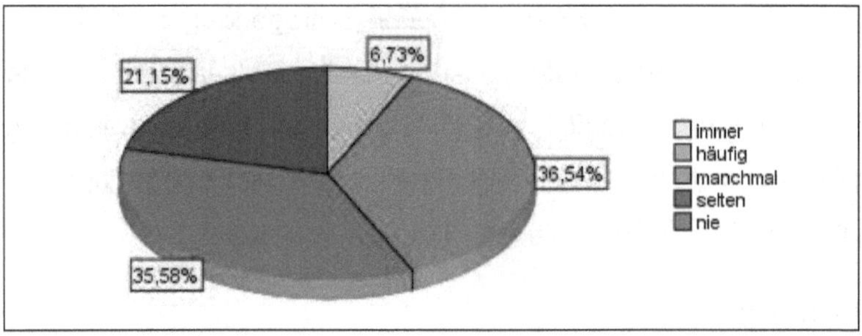

Abbildung 7: Tortendiagramm Häufigkeit Variable Lerneffekt 2 (n = 104)

Merkmal Ziel

Das Merkmal *Ziel* bezog sich auf den Sinn der Gruppenarbeiten und fragte mittels des Items „Ich habe den Zweck der Gruppenarbeiten nicht nachvollziehen können.“. Die deutliche Mehrheit (41,3%) hatte den Zweck „manchmal“ verstanden, ungefähr ein Viertel gab „selten“ (23,1%) an und ungefähr ein Fünftel behauptete „häufig“ (19,2%) den Zweck von Gruppenarbeiten verstanden zu haben. 11,5% wählten „nie“ und 4,8% wählten „immer“.

Als zweite Frage zum Merkmal *Ziel* wurde folgendes Item erfragt: „Die Ziele der Gruppenarbeiten wurden durch die Lehrkräfte deutlich gemacht.“. Die Antworten verteilten sich vor allem auf die mittleren drei Merkmalsausprägungen: „manchmal“ (33%), „häufig“ (30,1%) und „selten“ (25,2%). Die Ausprägung „immer“ bekam 10,7% und die Ausprägung „nie“ 1%. Die zu Berechnung bezieht sich auf 103 Probandinnen/Probanden.

Merkmal Zeit

Das fünfte Item „Die vorgegebene Zeit war für die Aufgaben der Gruppenarbeiten angemessen.“ fragte nach dem Merkmal *Zeit*. Die Ausprägung „häufig“ wurde mit 37,5% gewählt. Einen geringeren Prozentsatz erhielt die Ausprägung „manchmal“ (29,8%). „Selten“ erwarb 19,2% und „immer“ 11,5%. Die Ausprägung „nie“ erhielt 1,9%.

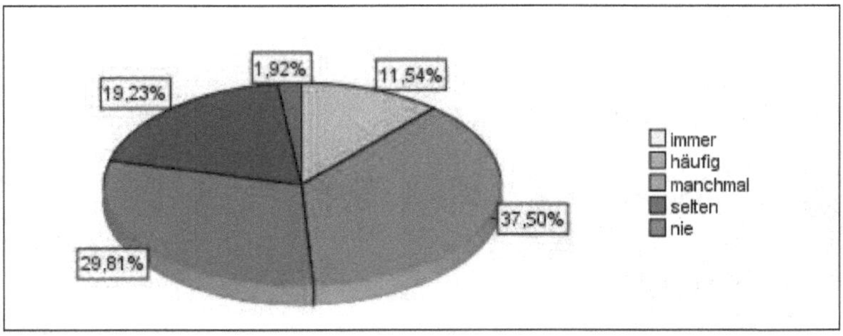

Abbildung 8: Tortendiagramm Häufigkeit Variable Zeit 1 (n = 104)

Mit dem dazugehörigen zweiten Item „Die Lehrkräfte haben keine zeitlichen Begrenzungen vorgegeben.“ mit dem Merkmal *Zeit* wurde am häufigsten die Ausprägung „nie“ (47,1%) gefolgt von „selten“ (38,5%) gewählt. Die anderen drei Ausprägungen wurden mit geringen Anteilen gewählt: „häufig“ (5,8%), „manchmal“ (4,8%) und „immer“ (3,8%).

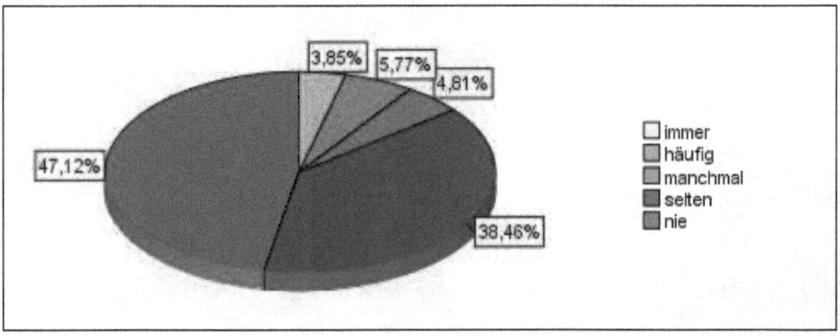

Abbildung 9: Tortendiagramm Häufigkeiten Variable Zeit 2 (n =104)

Merkmal Ergebnispräsentation

Das Merkmal *Ergebnispräsentation* wurde mit dem Item „Über die Ergebnisse der Gruppen wurden Diskussionen mit dem gesamten Kurs geführt.“ erfragt. Dabei lagen die drei mittleren Ausprägungen dicht beieinander. Die

Ausprägung „häufig“ (31,7%) überwog der Ausprägung „selten“ (26,9%) und der Ausprägung „manchmal“ (24%). Die Ausprägungen „immer“ (9,6%) und „nie“ (7,7%) nahmen weniger Relevanz ein.

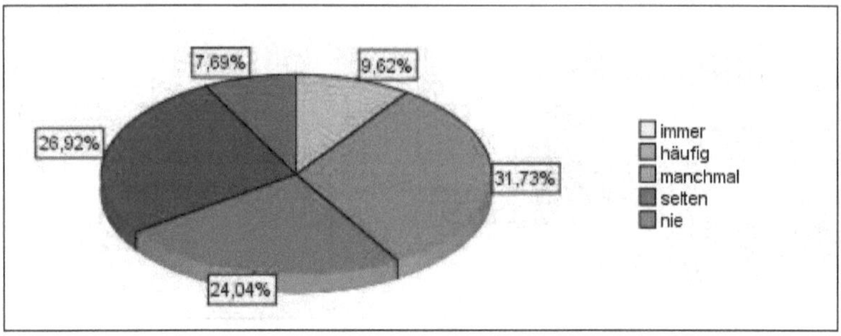

Abbildung 10: Tortendiagram Häufigkeiten Variable Ergebnispräsentation 1 (n = 104)

Das Item „Die Ergebnisse der Gruppenarbeiten wurden dem Plenum präsentiert.“ gehört ebenfalls zum Merkmal *Ergebnispräsentation.* Die Ausprägungen „häufig“ (46,2%) und „immer“ (43,3%) überwogen deutlich. Die Ausprägung „manchmal“ (9,6%) fiel gering aus, während die Ausprägung „selten“ (1%) nicht relevant erschien. Die Ausprägung „nie“ wurde gar nicht gewählt.

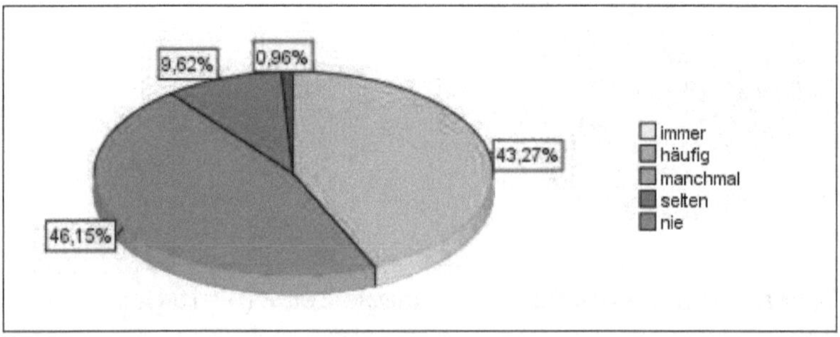

Abbildung 11: Tortendiagram Häufigkeiten Variable Ergebnispräsentation 2 (n = 104)

Merkmal sozialer Umgang

Das nächste Item „Die Gruppenzusammensetzungen haben zu Problemen innerhalb der Gruppe geführt." beinhaltet das Merkmal *sozialer Umgang.* Die Ausprägung „selten" (37,9%) wurde am häufigsten gewählt. Danach folgen die Ausprägungen „manchmal" (26,2%) und „nie" (25,2%). Die Ausprägung „häufig" (7,8%) wurde öfter als „immer" (2,9%) gewählt. Die Berechnung bezieht sich auf 103 Probandinnen/Probanden.

Das zweite Item zu dem Merkmal *sozialer Umgang* ging auf folgenden Sachverhalten: „Während der Gruppenarbeiten kam es zu Konflikten zwischen den Gruppenmitgliedern." Die Ausprägung „selten" (45,2%) erreichte eine deutliche Mehrheit. Die Ausprägungen „manchmal" (22,1%) und „nie" (22,1%) wurden zu gleichen Teilen angegeben. Die Ausprägung „häufig" wurde zu 9,6% gewählt, während die Ausprägung „immer" (1%) statistisch nicht relevant erscheint.

Merkmal Aufgabenstellung

Das Item „Die Aufgaben für die Gruppenarbeiten waren für mich detailliert und verständlich formuliert." gehört zu dem Merkmal *Aufgabenstellung.* Die Ausprägung „häufig" (50%) wurde von der Hälfte der Probanden gewählt, gefolgt von der Ausprägung „manchmal" (29,8%) und der Ausprägung „immer" (15,4%). Die Ausprägungen „selten" (3,8%) und „nie" (1%) fielen gering aus.

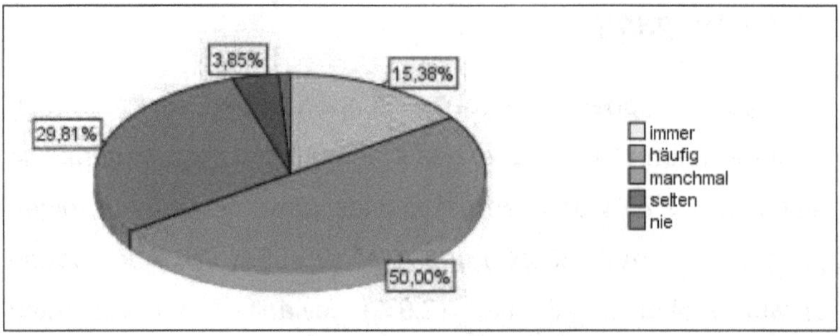

Abbildung 12: Tortendiagramm Häufigkeiten Variable Aufgabenstellung 1 (n = 104)

Das Item „Ich empfand die Aufgabenstellungen der Lehrkräfte als unvollständig und unklar.“ betrifft ebenfalls das Merkmal *Aufgabenstellung*. Die Ausprägung „manchmal“ erreichte 46,5%, die Ausprägung „selten“ 31,7%, die Ausprägung „häufig“ 14,9% und die Ausprägung „nie“ 6,9%. Die Ausprägung „immer“ wurde gar nicht gewählt. Die Berechnung bezieht sich auf 101 Probandinnen/Probanden.

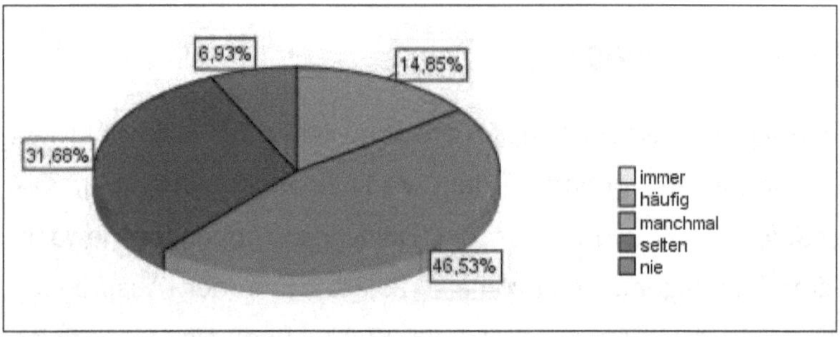

Abbildung 13: Tortendiagramm Häufigkeiten Variable Aufgabenstellung 2 (n = 104)

Merkmal Informationsmaterial

Bei dem Item „Die Informationsmaterialien wurden von den Lehrkräften zur Verfügung gestellt.“ wurde nach dem Merkmal *Informationsmaterial* gefragt. Die größte Häufigkeit erlangte die Ausprägung „häufig“ (33,7%), gefolgt von

„manchmal" (27,9%) und „selten" (22,1%). Die Ausprägung „immer" wurde zu 13,5% gewählt, während „nie" 2,9% erhielt.

Bei dem Item „Die *Informationsmaterialien* waren für die Gruppenarbeiten hilfreich." des Merkmals *Informationsmaterial* wurde am meisten die Ausprägung „manchmal" (41,2%) gewählt. Die Ausprägung „häufig" erhielt 34,3% und die Ausprägung „selten" 15,7%. Geringe Anteile erhielten die Ausprägungen „immer" (6,9%) und „nie" (2%). Die Berechnung bezieht sich auf 102 Probandinnen/Probanden.

Merkmal Aufgaben der Lehrkraft

Das Item „Die Lehrkräfte haben uns während den Gruppenarbeiten angemessen unterstützt." geht dem Merkmal *Aufgaben der Lehrkraft* nach. Die Ausprägungen „häufig" (34,6%) und „manchmal" (30,8%) wurden ähnlich oft gewählt. Die Ausprägungen „immer" und „selten" teilen sich die restlichen Prozentwerte zu je 17,3%. Die Ausprägung „nie" wurde gar nicht gewählt.

Das zweite Item „Während der Gruppenarbeiten standen die Lehrkräfte für Fragen zur Verfügung." geht dem Merkmal *Aufgaben der Lehrkraft* nach. Die Ausprägungen weichen alle in nur wenig voneinander ab: „Häufig" (26%), „selten" (23,1%), „manchmal" (19,2%), „immer" (16,3%) und „nie" (15,4%).

Merkmal Gruppengröße

Das letzte Item „Die Gruppengrößen waren für die Gruppenaufgaben geeignet." befasst sich mit dem Merkmal *Gruppengröße*. 43,3% empfanden die Gruppengröße als „manchmal" geeignet. Ungefähr ein Drittel wählte „häufig" (29,8%), während 18,3% „selten" ankreuzte. Die Ausprägungen „nie" (5,8%) und „immer" (2,9%) fielen verhältnismäßig gering aus.

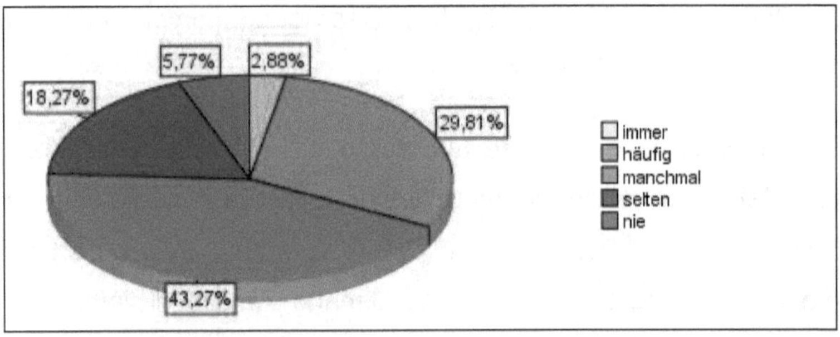

Abbildung 14: Tortendiagramm Häufigkeiten Variable Gruppengröße 1 (n = 104)

Bei dem zweiten Item „Mit der Anzahl an Gruppenmitgliedern konnte ich effektiv lernen.“ zum Merkmal *Gruppengröße* fiel die Ausprägung „häufig“ (35,9%) am höchsten aus die Ausprägung „manchmal“ erhielt 32%, die Ausprägung „selten“ 24,3%. Die Ausprägungen „immer“ (4,9%) und „nie“ (2,9%) fielen gering aus. Die Berechnung bezieht sich auf 102 Probandinnen/Probanden.

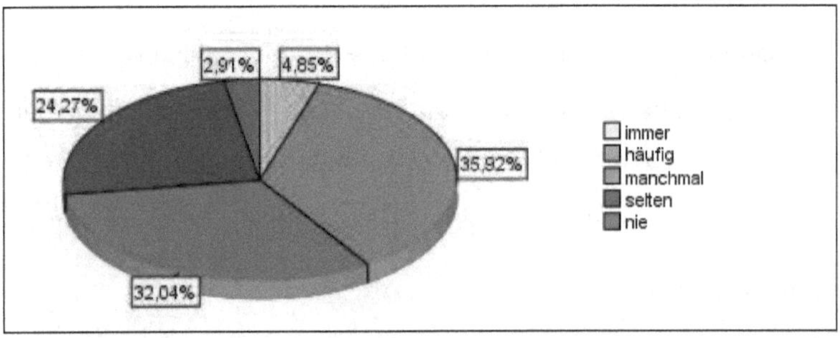

Abbildung 15: Tortendiagramm Häufigkeiten Variable Gruppengröße 2 (n = 104)

8.3 Zusammenhangsanalyse zu den Merkmalen des qualitativen Anteils

Im Folgenden werden Zusammenhangsmuster zwischen den den einzelnen Merkmalen berechnet. Mit der Spearman-Korrelation (Bivariat) ist die

Berechnung von Zusammenhängen mit den ordinalen Daten möglich.[121] Für die Analyse wird jeweils das Merkmal *Lerneffekt* mit dem für die jeweilige Hypothese entsprechenden Merkmal korreliert. Hierbei werden die Merkmale genutzt, bei denen inhaltlich ein Zusammenhang zu erwarten ist. Zur Prüfung der zweiten Hypothese werden die Merkmale *Informationsmaterial*, *Aufgabenstellung* und *Ziel* mit dem Merkmal *Lerneffekt* korreliert. Zur Prüfung der dritten Hypothese, in der es um die Beachtung der methodischen Kriterien in Bezug auf die Durchführung und Auswertung von Gruppenarbeiten geht, werden die Merkmale *Gruppengröße, Zeit, Aufgaben der Lehrkraft und Ergebnispräsentation* mit dem Merkmal *Lerneffekt* korreliert.

Zweite Hypothese

Die zweite Hypothese „Es gibt einen Zusammenhang zwischen didaktisch gut vorbereitetem Gruppenunterricht und einem erfolgreichen Lernprozess." umfasst in dieser Forschung die Merkmale *Informationsmaterial*, *Aufgabenstellung* und *Ziel*.

Merkmal Informationsmaterial

		Die Informationsmaterialien wurden von den Lehrkräften zur Verfügung gestellt.
Korrelationskoeffizient Sig. (2-seitig) N	Durch die Gruppenarbeiten konnte ich mein Wissen erweitern.	0,199 0,043 104

Tabelle 3: Korrelation zwischen den Merkmalen Lerneffekt und Aufgabenstellung

---

[121] Vgl. Koller, 2014, S.220-224

Die Korrelation zwischen den Merkmalen *Lerneffekt* und *Informationsmaterial* ergab einen geringen Zusammenhang. Durch die statistische Signifikanz ist von einem forschungsrelevanten Ergebnis zu sprechen.

Merkmal Aufgabenstellung

		Die Aufgaben für die Gruppenarbeiten waren für mich detailliert und verständlich formuliert.
Korrelationskoeffizient Sig. (2-seitig) N	Durch die Gruppenarbeiten konnte ich mein Wissen erweitern.	0,389 0,000 104

Tabelle 4: Korrelation zwischen den Merkmalen Lerneffekt und Aufgabenstellung

Die Korrelation zwischen den Merkmalen *Lerneffekt* und *Aufgabenstellung* ergab einen geringen Zusammenhang. Durch die statistische Signifikanz ist von einem forschungsrelevanten Ergebnis zu sprechen.

Merkmal Ziel

		Die Ziele der Gruppenarbeiten wurden durch die Lehrkraft deutlich gemacht.
Korrelationskoeffizient Sig. (2-seitig) N	Durch die Gruppenarbeiten konnte ich mein Wissen erweitern.	0,481 0,000 103

Tabelle 5: Korrelation zwischen den Merkmalen Lerneffekt und Ziel

Die Korrelation zwischen den Merkmalen *Lerneffekt* und *Ziel* ergab einen mittleren Zusammenhang. Durch die statistische Signifikanz ist von einem forschungsrelevanten Ergebnis zu sprechen.

Dritte Hypothese

Die dritte Hypothese „Das Beachten der methodischen Kriterien bei der Durchführung und Auswertung führt zu einem erfolgreichen Lernprozess bei den Lernenden." beinhaltet in dieser Forschung die Merkmale *Gruppengröße, Zeit, Aufgaben der Lehrkraft und Ergebnispräsentation*. Die Hypothese wird in zwei Kategorien unterteilt. Die erste Kategorie umfasst die Durchführung, die mittels der Merkmale *Gruppengröße, Zeit* und *Aufgaben der Lehrkraft* erforscht wird. Die zweite Kategorie beschreibt die Auswertung, in der das Merkmal *Ergebnispräsentation* Verwendung findet.

Durchführung

Merkmal Gruppengröße

		Die Gruppengrößen waren für die Gruppenaufgaben geeignet.
Korrelationskoeffizient Sig. (2-seitig) N	Durch die Gruppenarbeiten konnte ich mein Wissen erweitern.	-0,176 0,090 104

Tabelle 6: Korrelation zwischen den Merkmalen Lerneffekt und Gruppengröße

Die Korrelation zwischen den Merkmalen *Lerneffekt* und *Gruppengröße* ergab einen geringen Zusammenhang. Durch die fehlende statistische Signifikanz ist dieses Ergebnis nicht forschungsrelevant.

Merkmal Zeit

		Die Lehrkräfte haben keine zeitlichen Begrenzungen vorgegeben.
Korrelationskoeffizient Sig. (2-seitig) N	Ich habe bei den Gruppenarbeiten nicht viel gelernt.	0,007 0,945 103

Tabelle 7: Korrelation zwischen den Merkmalen Lerneffekt und Zeit

Die Korrelation zwischen den Merkmalen *Lerneffekt* und *Zeit* ergab einen geringen Zusammenhang. Durch die fehlende statistische Signifikanz ist dieses Ergebnis nicht forschungsrelevant.

Merkmal Aufgaben der Lehrkraft

		Die Lehrkräfte haben uns während den Gruppenarbeiten angemessen unterstützt.
Korrelationskoeffizient Sig. (2-seitig) N	Durch die Gruppenarbeiten konnte ich mein Wissen erweitern.	0,352 0,000 104

Tabelle 8: Korrelation zwischen den Merkmalen Lerneffekt und Aufgaben der Lehrkraft

Die Korrelation zwischen den Merkmalen *Lerneffekt* und *Aufgaben der Lehrkraft* ergab einen geringen Zusammenhang. Durch die statistische Signifikanz ist von einem forschungsrelevanten Ergebnis zu sprechen.

Auswertung

Merkmal Ergebnispräsentation

		Die Ergebnisse der Gruppenarbeiten wurden dem Plenum präsentiert.
Korrelationskoeffizient Sig. (2-seitig) N	Durch die Gruppenarbeiten konnte ich mein Wissen erweitern.	0,272 0,005 104

Tabelle 9: Korrelation zwischen den Merkmalen Lerneffekt und Aufgabenstellung

Die Korrelation zwischen den Merkmalen *Lerneffekt* und *Aufgaben Ergebnispräsentation* ergab einen geringen Zusammenhang. Durch die statistische Signifikanz ist von einem forschungsrelevanten Ergebnis zu sprechen.

8.4 Überprüfung der Hypothesen

Im Folgenden werden die Hypothesen überprüft. Hierfür werden die Korrelationen verwendet, die in Kapitel 7.3 aufgeführt sind. Die Hypothesen können nur teilweise bestätigt werden, da mehrere Merkmale in einer Hypothese geprüft wurden. Da nicht alle Ergebnisse signifikant sind, kann nicht immer zu einem statistisch relevanten Befund gelangt werden.

Erste Hypothese

Die erste Hypothese „Die Gruppenarbeiten an einer Gesundheits- und (Kinder-) Krankenpflegeschule entsprechen den methodischen Kriterien zu Gruppenunterricht.“ wurde nicht durch Zusammenhangsanalysen (Korrelationen) überprüft. Vielmehr wird die aktuelle Situation bezüglich der

Vorgehensweise bei Gruppenarbeiten untersucht. Die methodischen Kriterien von Gruppenarbeiten werden bei dem quantitativen Forschungsteil anhand folgender Merkmale ermittelt: *Motivation, Ziel, Informationsmaterial, Gruppengröße, Aufgabenstellung, Zeit, Aufgaben der Lehrkraft* und *Ergebnispräsentation.*

Um den Lernenden motivierende Anreize zu geben, Gruppenarbeit durchzuführen, ist eine Verdeutlichung der Ziele hilfreich. Dafür sollten die Lernenden ein Ziel erkennen, welches sie durch kooperative Gruppenarbeit und gegenseitige Unterstützung erreichen können. Es besteht die Möglichkeit der Belohnung in jeglicher Form im Anschluss an die geleistete Arbeit. Eine andere Möglichkeit der Motivation besteht in der sorgfältigen und detaillierten Ausarbeitung einer interessanten Aufgabenstellung. Stark motivierende Auswirkung hat oftmals eine Bewertung mit Notenvergabe zur erbrachten Gruppenleitung.[122] Die Auszubildenden waren überwiegend häufig motiviert, an Gruppenarbeiten teilzunehmen und haben überwiegend Lust mitzuarbeiten. Somit ist von einer grundsätzlichen Motivation für Gruppenarbeiten zu sprechen, die jedoch nicht immer voll ausgeprägt ist.

Die Arbeit in Gruppen ist nicht immer selbstverständlich und bedarf in einigen Fällen einer Erklärung, warum diese Methode gewählt wurde. Um den Lernenden die Wahl dieser Methode zu erklären, ist es sinnvoll, die Argumente der Lehrkraft zu erläutern.[123] Eine klare Zielvorgabe, in der die erwarteten Ergebnisse genannt werden, vereinfacht das Verständnis. Zusätzlich wird hier eine zeitliche Vorgabe genannt, um den Lernenden Orientierung zu verschaffen.[124] Da die Lehrkräfte die Ziele nur überwiegend manchmal erläutert haben, ist es verständlich, wenn der Großteil der Auszubildenden die Ziele der Gruppenarbeiten nur manchmal nachvollziehen konnte. Die methodischen Kriterien von Gruppenarbeiten wurden somit in

[122] Vgl. Pauli, Reusser, 2000, S.428

[123] Vgl. ebenda

[124] Vgl. Plamenig, Schmut, 2006, S.13

Bezug auf die Zielformulierung nicht vollständig eingehalten.

Je nach Arbeitsauftrag ist es möglich, die Informationsmaterialien zur Verfügung zu stellen oder die Lernenden selbständig die nötigen Informationen suchen zu lassen. Gestellte Informationsmaterialien sollten individuell je nach Kompetenzen der Lernenden ausgewählt werden. Um die Lernenden zu fördern, ist es sinnvoll Informationen zu wählen, die sie zum einen fordern, jedoch zum anderen nicht überfordern.[125] Die Lehrkräfte stellten manchmal Informationsmaterial zur Verfügung, welches jedoch nur manchmal hilfreich für die Erarbeitung war. Da die Informationsmaterialien nicht immer gestellt wurden, übernahmen in diesen Fällen vermutlich die Auszubildenden die Literaturrecherche. In Bezug auf die ausgeteilten Informationsmaterialien stellt sich die Frage, warum das Informationsmaterial nicht immer hilfreich war.

Es gibt keine Einheitlichkeit, welche Gruppengröße für Gruppenarbeiten am besten geeignet ist. Grundsätzlich lässt sich von drei bis maximal sechs Mitgliedern sprechen. Die Auszubildenden empfanden die Gruppengröße nur manchmal geeignet, um die Aufgaben zu erfüllen. Mit der Größe der Gruppe konnten sie ebenfalls nur manchmal effektiv lernen. Die methodischen Kriterien von Gruppenarbeiten wurden somit in Bezug auf die Gruppengröße nicht eingehalten.

In der Aufgabenstellung sollten die Ziele der Gruppenarbeit ersichtlich sein. Eine Aufgabenstellung benötigt Details zu dem, was erarbeitet werden soll und eine zeitliche Vorgabe. Zusätzlich können Informationen zur Art der Präsentation oder zur Vorgehensweise genannt werden.[126] Die Arbeitsaufträge wurden von den Auszubildenden häufig als detailliert und verständlich beschrieben. Die methodischen Kriterien von Gruppenarbeiten wurden somit in Bezug auf die Aufgabenstellung größtenteils eingehalten.

---

[125] Vgl. Kostorz, van den Berg, 2013, S.9

[126] Vgl. Berger, Fuchs, 2007, S.35

Zur Aufgabenstellung gehört eine Zeitangabe, die für alle Lernenden ersichtlich ist. Diese sollte auf die Aufgabenstellung und die Kompetenz der Lernenden angepasst sein.[127] Der zeitliche Rahmen wurde von den Lehrkräften selten vorgegeben und wurde von den Auszubildenden manchmal als angemessen empfunden. Die methodischen Kriterien von Gruppenarbeiten wurden somit in Bezug auf die Zeitangabe nicht eingehalten.

Die Aufgaben der Lehrkraft sollten sich im Idealfall auf die Beratung beschränken. Die Lehrkraft hat während der Gruppenarbeit zur Verfügung zu stehen, jedoch nur dann einzuschreiten, wenn die Gruppe ohne Hilfe nicht weiterarbeiten kann. Diese Situation zu erkennen, kann für die Lehrkraft schwierig sein. Wenn es zum Einschreiten der Lehrkraft kommt, sollte im besten Fall ein Coaching oder eine Beratung die Gruppe zum selbständigen Lösen des Problems verhelfen.[128] In dieser Forschung standen die Lehrkräfte während Gruppenarbeiten manchmal zur Verfügung und unterstützen die Auszubildenden häufig angemessen. Zwar ist eine angemessene Unterstützung für die Auszubildenden arbeitserleichternd, jedoch entsprechen die Unterstützung sowie die nicht permanente Verfügbarkeit der Lehrkräfte nicht den Kriterien von Gruppenarbeit.

Die Ergebnisse von Gruppenarbeiten sollte immer am Ende dem Plenum vorgetragen werden. Dies motiviert die Lernenden die Aufgabe zu erfüllen. Zusätzlich kann die Lehrkraft fehlende oder falsche Informationen hinzufügen oder verbessern. Bei der Präsentation der Gruppen ist eine individuelle und abwechslungsreiche Darstellung wünschenswert. Die Lehrkraft hat die Lernenden über die Form der Ergebnispräsentation zu informieren beziehungsweise es ihnen freizustellen.[129]

---

[127] Vgl. Haag, 2005, S.29

[128] Vgl. Pauli, Reusser, 2000, S.431

[129] Vgl. Meyer, 2003, S.161

Für Hypothese 1 lässt sich nachstehendes schlussfolgern: Durch fehlende Erklärung der Zielsetzung, bei der die Lehrkraft den Lernenden explizit den Sinn und Zwecke der Gruppenarbeit zusammen mit den zu erreichenden Lernzielen verdeutlicht, sinkt die Motivation der Lernenden beziehungsweise schwindet schon, sobald die Ankündigung einer Gruppenarbeit getätigt wird. Desweiteren sind nicht immer hilfreiche Informationsmaterialien festzustellen. Die Auszubildenden bekommen zwar meistens welche gestellt, jedoch dienen diese nicht immer, einen Lerneffekt zu erzielen. Hier stellt sich die Frage, warum sie nicht hilfreich sind und welche Inhalte vorkommen sowie welche Bedingungen erfüllt werden müssen, um mit den ausgeteilten Informationsmaterialien einen positiven Lerneffekt zu erzielen. Die Kriterien der Aufgabenstellungen wurden größtenteils eingehalten. Somit ist von einem didaktischen Hintergrund seitens der Lehrenden auszugehen. Die Lernenden können sich an den Aufgabenstellungen orientieren und selbständig arbeiten.

Zweite Hypothese

Die zweite Hypothese „Es gibt einen Zusammenhang zwischen didaktisch gut vorbereitetem Gruppenunterricht und einem erfolgreichen Lernprozess." umfasst die Merkmale *Informationsmaterial*, *Aufgabenstellung* und *Ziel*. Zwar ergaben die Korrelationen von Lerneffekt mit Informationsmaterial und Aufgabenstellung lediglich einen geringen Zusammenhang, jedoch sind alle drei Korrelationen signifikant. Somit ist von einem Zusammenhang zwischen didaktisch gut vorbereitetem Gruppenunterricht und dem erfolgreichen Lernprozess auszugehen, so dass die Hypothese bestätigt werden kann. Wie oben erwähnt, sind für die Vorbereitungen von Gruppenunterricht Kriterien einzuhalten, um eine erfolgreiche Gruppenarbeit durchführen zu können. Fordernde beziehungsweise nicht überfordernde Informationsmaterialien sind wichtig, um den Lernenden aktuelle und richtige Informationen zu den

Themen zur Verfügung zu stellen.[130] Detaillierte und verständlich formulierte Aufgabenstellungen mit Zielvorstellungen, Zeitangabe und gegebenenfalls Präsentationsform helfen den Lernenden die Aufgabe strukturiert durchführen zu können.[131] Eine nachvollziehbare und transparente Zielformulierung hilft den Lernenden bei der Bewältigung der Aufgaben und motiviert, die Ziele zu erreichen.[132] Diese drei wichtigen Kriterien sind Voraussetzung für eine lernförderliche Gruppenarbeit, da sie Transparenz zeigen und eine Orientierungshilfe für die Lernenden anbieten.

Da alle drei Korrelationen signifikant sind und mindestens einen geringen Zusammenhang aufweisen, ist die Hypothese als bestätigt anzusehen. Wie in Hypothese zwei bereits erwähnt ist das Informationsmaterial grundlegend, um einen positiven Lerneffekt zu erzielen. Es darf aktuell nicht über- oder unterfordern, und es muss ansprechend zu lesen sein. Falls kein Informationsmaterial ausgeteilt wird, hat die Lehrkraft Quellen und Literatur zu nennen, in denen die nötigen Informationen zu den einzelnen Aufgabenstellungen zu finden sind. Auch die Aufgabenstellungen und das Ziel wurden bereits in der ersten Hypothese besprochen und als elementar im Zusammenhang mit einem positiven Lerneffekt angesehen.

Dritte Hypothese

Die dritte Hypothese „Das Beachten der methodischen Kriterien bei der Durchführung und Auswertung führt zu einem erfolgreichen Lernprozess bei den Lernenden." wird wie beschreiben in die Kategorien Durchführung und Auswertung unterteilt. Hierfür wurde das Merkmal *Lerneffekt* mit den Merkmalen *Gruppengröße*, *Zeit*, *Aufgaben der Lehrkraft* und *Ergebnispräsentation* korreliert. Die erste Kategorie (Durchführung) ist nicht

[130] Vgl. Borsch, 2015, S.82

[131] Vgl. Meyer, 2003, S.152

[132] Vgl. Meyer, 2003, S.148

eindeutig prüfbar, da die Korrelationen von Gruppengröße mit Lerneffekt sowie Zeit mit Lerneffekt nicht signifikant sind. Die Korrelation der Merkmale *Lerneffekt* und *Aufgaben der Lehrkraft* ist signifikant. Somit lässt sich lediglich ein Zusammenhang zwischen einem positiven Lerneffekt der Auszubildenden durch die angemessene Unterstützung der Lehrkräfte während der Gruppenarbeiten finden. Wie bereits in der erste Hypothese erwähnt sollten Lehrkräfte bei Gruppenarbeiten eher eine Beratungsfunktion einnehmen, anstatt den Lernenden konkret zu helfen. Dabei geht es darum, den Lernenden Unterstützung zur Selbsthilfe anzubieten. Diese Unterstützung wurde von den Auszubildenden angenommen und wirkte sich laut Forschung positiv auf den Lerneffekt aus.

Die zweite Kategorie (Auswertung) ist bedingt durch einen geringen Zusammenhang der Merkmale *Lerneffekt* und *Ergebnispräsentation* sowie einer statistischen Signifikanz forschungsrelevant und prüfbar. Es kommt somit zu einem positiven Lerneffekt, wenn die Ergebnisse der Gruppen im Plenum präsentiert werden. Die Präsentation von Gruppenergebnissen ist für die Lernenden relevant, um einen positiven Lerneffekt zu erzielen, da alle Inhalte für das Plenum dargestellt werden, und die Lernenden die Möglichkeit haben, die Inhalte mitzuschreiben und zu lernen.

Insgesamt lässt sich diese Hypothese nicht vollständig bestätigen, da nicht alle Korrelationen signifikant sind und somit nicht immer ein forschungsrelevantes Ergebnis erzielt werden kann. Die Teilaspekte dieser Hypothese lassen jedoch auf einen gewissen Zusammenhang zwischen den methodischen Kriterien bei der Durchführung und Auswertung und einem positiven Lerneffekt schließen.

9 Auswertung des qualitativen Teils der Praxisforschung

Im Folgenden werden die drei offenen Fragen ausgewertet. Insgesamt wurden 104 Auszubildende befragt. Es wurden nicht alle Fragen von jeder/jedem Auszubildenden beantwortet. Es werden zu jeder der offenen Fragen die Antworten der Häufigkeit nach absteigend aufgezählt. Dabei werden die Angaben der Auszubildenden inhaltlich kategorisiert und dadurch in bestimmte Merkmale unterteilt.

Die erste offene Frage

Wie muss eine Gruppenaufgabe gestaltet sein, um einen für mich lernförderlichen Effekt zu erzielen?

Merkmal Aufgabenstellung:

42 Auszubildenden ist eine deutliche, verständliche und konkrete Aufgabenstellung wichtig, Elf Auszubildende bevorzugen eine tiefgehende und fordernde Aufgabenstellung. Für sechs Auszubildende ist es wichtig, unterschiedliche Aufgabenstellungen pro Gruppe zu erhalten. Vier Auszubildende wünschen sich eine spannende und interessante Aufgabenstellung. Für drei Auszubildende sollte die Aufgabenstellung nicht zu umfangreich sein, während jeweils zwei Auszubildende sich mehr selbstbestimmten Freiraum in der Aufgabenstellung wünschen und eine oder mehrere Leitfragen erstellt werden. Eine/Ein Auszubildende/Auszubildender bevorzugt praxisnahe Aufgabenstellungen.

Merkmal Ziel:

24 Auszubildenden ist es wichtig, die Lernziele zu formulieren, um zu verstehen, warum die Gruppenarbeit durchgeführt wird. Vier Auszubildenden scheint es relevant, bei Gruppenarbeiten an das Vorwissen anzuknüpfen beziehungsweise dieses zu erweitern.

Merkmal Thema:

Sechs Auszubildende plädieren für eine sinnvolle Thematik. Vier Auszubildende ziehen es vor, ein neues Thema selbst erarbeiten zu können. Drei Auszubildenden ist es wichtig, über das Thema diskutieren zu können. Einmal wurden sich ein umfassendes Thema und einmal ein kurzes, kleines Thema pro Gruppe gewünscht.

Merkmal Gruppengröße:

20 Auszubildende äußern den Wunsch nach einer an den Arbeitsumfang angepasst Gruppengröße. Sechs Auszubildende beziffern vier Personen pro Gruppe. Fünf Auszubildende meinen, die Gruppen sollten nicht zu groß sein. Drei Auszubildende bevorzugen drei bis vier Personen pro Gruppe, während zwei Auszubildende fünf und eine/ein Auszubildende/Auszubildener drei Personen pro Gruppe benennen.

Merkmal Handout:

15 Auszubildende wünschen sich für alle Kursmitglieder erstellte Handouts. Vier Auszubildende möchten die Handouts vorher von der Lehrkraft korrigiert haben. Zwei Auszubildende geben das Erstellen eines Handouts in die Verantwortung der Lehrkraft.

Merkmal Sozialverhalten:

Zwölf Auszubildenden ist innerhalb der Gruppe eine gerechte und gleichmäßige Verteilung der Aufgaben, an denen sich alle Mitglieder beteiligen, wichtig.

Merkmal Gruppenzusammensetzung:

Vier Auszubildende möchten sich die Gruppenmitglieder selbst aussuchen. Weitere vier Auszubildende wünschen sich eine heterogene Gruppenzusammenstellung, bei der lernschwache mit lernstarken Mitgliedern zusammenarbeiten können. Vier Auszubildende hingegen wünschen sich kompetente Mitglieder. Zwei Auszubildende möchten die Aufgaben selbständig in der Gruppe verteilen. Eine/Ein Auszubildende/Auszubildender wünscht sich eine vorgegebene Gruppenzusammenstellung und eine/ein Auszubildende/Auszubildender eine zufällige Gruppenzusammenstellung.

Merkmal Ergebnispräsentation:

Sechs Auszubildende ziehen eine selbständige Gestaltung der Ergebnispräsentation vor bzw. äußern diese, während zwei für das Halten eines Vortrags einstehen.

Merkmal Zeit:

20 Auszubildende äußern den Wunsch, die Zeit an den Arbeitsumfang anzupassen. Elf Auszubildende benötigen eine klare Zeitangabe in der Aufgabenstellung.

Merkmal Informationsmaterial:

25 Auszubildende möchten das Informationsmaterial gestellt bekommen. Neun Auszubildende wünschen sich Bücher- und Quellenangaben, in denen entsprechende Informationen zu finden sind. Drei Auszubildende möchten das Informationsmaterial selbst zusammentragen, während auch drei Auszubildende Informationsmaterial für alle Gruppenmitglieder verlangen. Zwei Auszubildenden ist es wichtig, das Informationsmaterial nicht nur aus dem Internet zu beziehen.

Merkmal Räumlichkeiten:

Zehn Auszubildenden ist eine für Gruppenarbeiten angemessene Räumlichkeit wichtig. Sieben Auszubildende wünschen sich Ruhe zum Arbeiten.

Merkmal Aufgaben der Lehrkraft:

Zwei Auszubildende erwarten fachliche und kompetente Unterstützung bei den Gruppenarbeiten. Wiederum zwei Auszubildende wünschen sich die Möglichkeit, die Lehrkraft permanent um Hilfe fragen zu können.

Die zweite offene Frage

Wie sehen meine Erwartungen in Bezug auf die Vorbereitung und Planung der Gruppenarbeiten durch die Lehrkraft aus?

Merkmal Aufgabenstellung:

23 Auszubildende wünschen sich eine deutliche, verständliche und konkrete Aufgabenstellung. Für drei Auszubildende ist es wichtig, unterschiedliche Aufgabenstellungen pro Gruppe zu erhalten.

Merkmal Ziel:

14 Auszubildende wünschen sich einen transparenten Erwartungshorizont, an dem sie sich orientieren können. Zehn Auszubildende bestehen darauf, Gruppenarbeiten nicht als „Lückenfüller" gestellt zu bekommen. Sieben Auszubildende erwarten konkrete Vorstellungen und Erwartungen von der Lehrkraft bezüglich der Ergebnisse. Vier Auszubildenden ist es wichtig, bei Gruppenarbeiten an das Vorwissen anzuknüpfen beziehungsweise dieses zu erweitern. Drei Auszubildende geben zu bedenken, Gruppenarbeiten nur dosiert und wohl überlegt anzuwenden.

Merkmal Thema:

Für eine genaue Begrenzung des Themas sprechen sich sieben Auszubildende aus, während sich fünf ein anspruchsvolles Thema wünschen.

Drei Auszubildende bestehen auf gleich große Themen für jede Gruppe und zwei verlangen sinnvolle Thematiken.

Merkmal Gruppengröße:

Sieben Auszubildende nennen eine an den Arbeitsumfang angepasst Gruppengröße als erstrebenswert. Vier Auszubildenden ist es wichtig, die Gruppengröße vor der Gruppenarbeit festzulegen.

Merkmal Gruppenzusammensetzung:

Drei Auszubildende möchten die Gruppen selbst zusammenstellen lassen, während zwei Auszubildende sich für eine vorgegebene Gruppenzusammenstellung aussprechen.

Merkmal Zeit:

Den Wunsch, die Zeit an den Arbeitsumfang anzupassen, äußern 19 Auszubildende. 13 sprechen sich für eine klare Zeitangabe aus. Eine/Ein Auszubildende/Auszubildender schlägt eine spontane und flexible Anpassung der Zeit vor.

Merkmal Informationsmaterial:

49 Auszubildende möchten von der Lehrkraft gestelltes Informationsmaterial benutzen. 16 Auszubildende ist eine seriöse und aktuelle Quelle des Informationsmaterials wichtig. Drei Auszubildende wünschen sich freies WLAN oder Zugang zu einem Computer. Eine/Ein Auszubildende/Auszubildender möchte das Material lieber selber zusammensammeln.

Merkmal Raum:

Zwei Auszubildende äußern den Wunsch, angemessene Räumlichkeiten nutzen zu können.

Merkmal Aufgaben der Lehrkraft:

12 Auszubildende fordern von der Lehrkraft ein fundiertes Wissen zu den einzelnen Themen der Gruppenarbeit. Zehn Auszubildende wünschen sich eine gute und strukturierte Vorbereitung der Gruppenarbeit. Sechs Auszubildende bitten darum, dass die Lehrkraft immer zur Verfügung stünde. Für vier Auszubildende ist eine fachliche und kompetente Unterstützung seitens der Lehrkraft wichtig. Eine/Ein Auszubildende/Auszubildender möchte lieber ungestört arbeiten können.

Die dritte offene Frage

Wie sehen meine Erwartungen im Bezug auf die Auswertung der Gruppenarbeiten durch die Lehrkraft aus?

Merkmal Ziel:

Drei Auszubildende wünschen sich konkrete Vorstellungen und Erwartungen zu den Ergebnissen von der Lehrkraft.

Merkmal Handout:

14 Auszubildende wünschen sich von den Gruppen erstellte Handouts, die für alle Auszubildenden ausgeteilt werden. Elf Auszubildende verlangen vor dem Austeilen der Handouts, diese durch die Lehrkraft korrigieren zu lassen.

Merkmal Ergebnispräsentation:

Neun Auszubildende sprechen sich für eine Präsentation aller Mitglieder im Plenum aus. Fünf Auszubildende sind grundsätzlich für eine Präsentation der Gruppenergebnisse.

Merkmal Zeit:

Sechs Auszubildende wünschen sich ausreichend Zeit für alle Präsentationen.

Merkmal Aufgaben der Lehrkraft:

23 Auszubildende fordern eine Ergänzung oder Korrektur der präsentierten Ergebnisse der einzelnen Gruppen. 15 Auszubildende wünschen sich eine Reflexion und Diskussion der Gruppenergebnisse durch die Lehrkraft und das Plenum. Sieben Auszubildende möchten die Gruppenergebnisse grundsätzlich durch die Lehrkraft zusammengefasst bekommen. Sechs Auszubildende möchten die Ergebnisse schriftlich und vier möchten die Ergebnisse mündlich zusammengefasst bekommen. Drei Auszubildende sprechen sich für eine Kontrolle der Ergebnisse vor der Präsentation aus.

Merkmal Bewertung:

24 Auszubildende wünschen sich konstruktive Kritik und ein Feedback von der Lehrkraft. Für 15 Auszubildende ist eine transparente Bewertung wichtig. 14 Auszubildende sprechen sich für eine gerechte und objektive Bewertung aus. Sechs Auszubildende wünschen, dass die Lehrkraft erfragt, wer welche Arbeit in den jeweiligen Gruppen geleistet hat. Fünf Auszubildende wünschen sich eine Bewertung nach den Kriterien der Aufgabenstellung. Drei Auszubildende möchten die Kursmitglieder bei der Bewertung miteinbezogen haben. Sechs Auszubildende möchten eine Gruppen- und Einzelnote, fünf Auszubildende nur eine Einzelnote und vier Auszubildende nur eine Gruppennote erhalten. Eine/Ein Auszubildende/Auszubildender möchte keine Notenvergabe bei Gruppenarbeiten.

9.1 Auswertung der offenen Fragen in Verbindung miteinander

Bedingt durch die Möglichkeit, die offenen Fragen frei zu beantworten, doppeln sich einige Antworten der Probanden und kommen in den drei Fragen vor.

So ergibt sich aus der ersten und zweiten offenen Frage, dass sich insgesamt 70 Auszubildende eine deutliche, verständliche und konkrete

Aufgabenstellung wünschen, wobei offen bleibt, wie häufig es dieselben Auszubildenden sind, die diesen Wunsch jeweils bei Frage 1 und 2 angeben. Ebenfalls für das Merkmal *Aufgabenstellung* bevorzugen insgesamt neun Auszubildende eine Verschiedenheit dieser für jede Gruppe.

Sowohl für die zweite als auch für die dritte Frage ergibt sich für das Merkmal *Ziel*, dass insgesamt zehn Auszubildende eine konkrete Vorstellung von der Lehrkraft bezüglich der Ergebnisse erwarten.

Insgesamt acht Auszubildende wünschen sich in Bezug auf das Merkmal *Thema* eine sinnvolle Thematik für die Gruppenarbeiten. Hier beziehen sich die Antworten auf die erste und zweite Frage.

Hinsichtlich der *Gruppengröße* sprechen sich insgesamt 27 Auszubildende in der ersten und zweiten Frage für eine an den Arbeitsumfang angepasste Gruppengröße aus.

In der ersten und dritten Frage beziehen sich die Auszubildenden auf das Merkmal *Handout*. Insgesamt 29 Auszubildende möchten ein Handout pro Gruppe für alle anderen Kursmitglieder erstellt bekommen. Insgesamt 15 Auszubildende möchten dieses Handout durch die Lehrkraft korrigiert haben.

Auf die *Gruppenzusammensetzung* wird in der ersten und zweiten Frage von insgesamt neun Auszubildenden eingegangen und der Wunsch nach einer selbständigen Gruppenzusammenstellung geäußert. Insgesamt drei Auszubildende möchten die Gruppenzusammenstellung lieber vorgegeben bekommen.

Das Merkmal *Zeit* wird in Frage 1 und 2 behandelt. Insgesamt 24 Auszubildende wünschen sich eine klare Zeitangabe von der Lehrkraft. 38 Auszubildende sprechen sich für eine an den Arbeitsumfang angepasste Zeitvorgabe aus.

Insgesamt 74 Auszubildende möchten Informationsmaterial von der Lehrkraft gestellt bekommen. Diese Antwort bezieht sich auf das Merkmal

Informationsmaterial, welches in Frage 1 und 2 von den Auszubildenden aufgeführt wird.

Hinsichtlich des Merkmals *Raum* wünschen sich in der ersten und zweiten Frage insgesamt 12 Auszubildende eine angemessene Räumlichkeit für Gruppenarbeiten.

In der Frage 1 und 2 gehen insgesamt sechs Auszubildenden auf das Merkmal *Aufgaben der Lehrkraft* ein und äußern den Wunsch nach fachlicher und kompetenter Unterstützung während der Gruppenarbeit. Acht Auszubildende befürworten es, die Lehrkraft immer für Fragen oder Anliegen zur Verfügung zu wissen.

In folgender Tabelle sind die Antworten, mit den meisten Ausprägungen aufgeführt. Dabei werden diejenigen Merkmale aufgeführt, die zehn und mehr Ausprägungen erreicht haben. Hierbei ist unklar, ob es verschiedenen oder gleiche Personen sind, die die Antworten gegeben haben. Die Reihenfolge erfolgt absteigend, von der höchsten Merkmalsausprägung, zur niedrigsten.

Merkmal	**Merkmalsausprägung**	**Frage** (1,2 oder 3)	**Wertelabel**
Informationsmaterial	Informationsmaterial stellen	1 und 2	74
Aufgabenstellung	Deutliche, verständliche und konkrete Fragestellung	1 und 2	70
Zeit	Zeit an Arbeitsumfang anpassen	1 und 2	38
Handout	Handouts von den Gruppen für alle erstellen lassen	1 und 3	29
Gruppengröße	Gruppengröße an Arbeitsumfang anpassen	1 und 2	27
Ziel	Lernziel formulieren	1	24
Zeit	Klare Zeitangabe machen	1 und 2	24

Bewertung	Konstruktive Kritik und Feedback äußern	3	24
Aufgaben der Lehrkraft	Ergebnisse vor Präsentaton korrigieren lassen	3	22
Informationsmaterial	Informationsmaterial aus seriöser und aktueller Quelle	2	16
Handout	Handouts vor dem Verteilen korrigieren	1 und 3	15
Aufgaben der Lehrkraft	Reflexion und Diskussion mit Lehrkraft und Plenum	3	15
Bewertung	Transparente Bewertung durch Lehrkraft	3	15
Ziel	Erwartungshorizont muss deutlich werden	2	14
Bewertung	Gerechte und objektive Bewertung	3	14
Sozialverhalten	Gleichmäßige Arbeitsverteilung, Mitarbeit aller Gruppenmitglieder	1	12
Raum	Angemessene Räumlichkeiten für Gruppenarbeit zur Verfügung stellen	1 und 2	12
Aufgaben der Lehrkraft	Lehrkraft hat fundiertes Wissen über Themen der Gruppenarbeit	2	12
Aufgabenstellung	Fordernde, tiefgehende Aufgabenstellung	1	11
Ziel	Gruppenarbeit nicht als „Lückenfüller“ nutzen	2	10
Aufgaben der Lehrkraft	Gute und strukturierte Vorbereitung	2	10

Tabelle 10: Merkmalsausprägungen der offenen Fragen (n = 104)

10 Interpretation der Ergebnisse des quantitativen und qualitativen Forschungsanteils

Bezugnehmend auf die Auswertung des quantitativen und qualitativen Anteils der Praxisforschung erfolgt im Folgenden eine Interpretation der Ergebnisse. Hierbei werden die einzelnen Merkmale nacheinander betrachtet. In Bezug auf das Merkmal Merkmal *Motivation* ist eine gewisse Zuneigung gegenüber Gruppenarbeiten zu erkennen. An dieser Stelle ist auf die eingangs beschriebene Unzufriedenheit mit Gruppenarbeiten hinzuweisen, die sich in der Statistik nicht wiederspiegelt. Der Großteil der Befragten ist ungefähr jeweils zur Hälfte häufig oder manchmal motiviert, Gruppenarbeiten durchzuführen und hat zu einem großen Teil nur manchmal oder selten keinen Spaß dabei. Ein Fünftel der Befragten äußert häufig, keinen Spaß an Gruppenarbeiten zu haben, wohingegen fast 7% nie Spaß an der Arbeit im Team zu haben scheinen. Hierbei muss jedoch hinzugefügt werden, dass die Möglichkeit der Fehlinterpretation des Items besteht und die Antwort falsch gegeben sein könnte. Zusammenfassend lässt sich keine vollständige und permanente Motivation bezüglich Gruppenarbeiten, jedoch auch keine totale Abneigung feststellen. Die Frage ist, was zu mehr Spaß bei Gruppenarbeiten führen würde und warum die Auszubildenden nicht immer motiviert sind, Gruppenarbeiten durchzuführen. Hierzu können nur Vermutungen aufgestellt werden. Zum einen sind gesammelte schlechte Erfahrungen denkbar, durch welche die negative Einstellung gegenüber Gruppenarbeiten entstanden sein könnte. Wie in der Auswertung der offenen Fragen (Kapitel 8.1) zu sehen, sind einige Faktoren und Rahmenbedingungen für die Auszubildenden bedeutend. Besonders auffällig ist der Wunsch, nach einer klaren und konkreten Aufgabenstellung sowie dem Bereitstellen von Informationsmaterial. Es besteht die Möglichkeit, dass den Auszubildenden häufig zu viel Eigenverantwortung zugemutet wird, wodurch sie sich überfordert fühlen und nicht dem Ziel der Gruppenarbeit entsprechen können.

Aus diesem Grund wünschen sich ungefähr ein Viertel der Befragten deutliche von der Lehrkraft formulierte Lernziele, um so besser nachvollziehen zu können, mit welchem Sinn diese Gruppenarbeit durchgeführt wird und was dadurch erreicht werden soll.

Das Merkmal *Arbeitsaufteilung* bezieht sich auf die Aufteilung der durch die Lehrkraft aufgetragenen Gruppenaufgaben innerhalb der einzelnen Gruppen. Anhand der Ergebnisse lässt sich keine eindeutige Interpretation durchführen, da unterschiedliche Angaben gemacht wurden. Zum einen empfindet der Großteil die Arbeitsaufteilung innerhalb der Gruppen häufig als gerecht oder manchmal gerecht, während das zweite Item eine ungleiche Arbeitsaufteilung erkennen lässt, da einige Gruppenmitglieder häufig, manchmal oder sogar immer mehr Aufgaben übernehmen als andere. Diese Statistik lässt zwar auf eine ungleiche Aufgabenverteilung schließen, jedoch wird diese nicht primär als ungerecht empfunden.

Wie aus den Auswertungen der Forschungsergebnisse erkennbar, erlangen die Auszubildenden nur einen geringen *Lerneffekt* während Gruppenarbeiten. So wird zusammenfassend überwiegend nur häufig bis manchmal ein positiver Lerneffekt erzielt. Ungefähr ein Viertel der Auszubildenden hat selten einen positiven Lerneffekt. Hier stellt sich die Frage, warum der positive Lerneffekt verhältnismäßig gering ausfällt. Ein positiver Lerneffekt bei Gruppenarbeiten ist nicht immer leicht zu erlangen. Es müssen die Rahmenbedingungen stimmen, damit die Lernenden überhaupt die Möglichkeit bekommen, Neues erlernen zu können. Zu den Voraussetzungen von Gruppenarbeit gehört zum einen ein gemeinsames Gruppenziel, welches durch die Aufgabenstellung mitgeteilt oder von der Gruppe selbst ernannt wird. Dieses Gruppenziel sorgt für Motivation, Engagement und Identifikation mit der Gruppe und der Aufgabe. Eine angemessene Gruppengröße ist elementar, um die Ziele erreichen zu können.[133] Der Wunsch nach einer dem

[133] Vgl. Gordalla, Baumann, 2014, S.21

Arbeitsauftrag angemessenen Gruppengröße ist auch als eines der stärksten Bedürfnisse der Auszubildenden für einen positiven Lerneffekt zu erkennen. Ebenso besteht mit ähnlich vielen Merkmalsausprägungen der Wunsch nach der Zielformulierung, woraus geschlussfolgert werden kann, dass die Gruppengröße teilweise ungeeignet ist und die Ziele fehlen was zu keiner Identifikation mit der Gruppe und der Aufgabe führt. Aufgrund dieser fehlenden Grundvoraussetzungen kann von mangelnder Motivation ausgegangen werden, die dann die Gruppenarbeit negativ beeinflusst und somit den Lerneffekt verringert. Die Interpretation des Merkmals *Ziel* verstärkt diese Vermutung. Viele Auszubildende geben an, das Ziel der Gruppenarbeit nur manchmal oder sogar selten nachvollziehen zu können. Zwar wurden die Ziele laut einem Drittel der Auszubildenden häufig durch die Lehrkraft verdeutlicht, jedoch äußert sich der Großteil insgesamt negativ über die Zielformulierung und Verständlichkeit von Sinn und Zweck der Gruppenaufgabe. Die Korrelation der Merkmale *Lerneffekt* und *Ziel* zeigt einen signifikanten Zusammenhang. Wenn also die Ziele durch die Lehrkraft verdeutlicht werden, steigt auch der positive Lerneffekt. Werden die Ziele jedoch offen gelassen, sinkt dementsprechend der positive Lerneffekt.

Der in den offenen Fragen geäußerte Wunsch der Auszubildenden nach einer zeitlichen Vorgabe stellt sich in den geschlossenen Fragen bereits als gegeben dar. Die Lehrkräfte haben zwar meistens eine zeitliche Angabe vorgegeben, jedoch empfindet der Großteil der Auszubildenden diese nur manchmal oder selten angemessen. Dies äußert sich auch in den offenen Fragen, bei denen als an dritter Stelle der Wunsch nach einer Anpassung der Zeit an den Arbeitsauftrag genannt wird. Aus der Analyse der offenen Fragen lässt sich in Bezug auf das Merkmal *Zeit* eine unpassende Zeitvorgabe erkennen. Zum Teil wurde zu viel und zum Teil zu wenig Zeit für die Aufgaben der Gruppen zur Verfügung gestellt. Zwar besteht bei der Korrelation der Merkmale *Lerneffekt* und *Zeit* kein signifikanter Zusammenhang, jedoch ist es zur Orientierung notwendig, eine Zeitvorgabe zu nennen. Wörner (2012) empfiehlt nicht nur die Zeit in Stunden und Minuten anzugeben, sondern vor allem die Uhrzeit zu visualisieren, damit Unklarheiten umgangen werden können und die Abgabezeit für alle Beteiligten genau definiert ist.[134]

Eine verhältnismäßig eindeutige Aussage treffen die Auszubildenden bezüglich des Merkmals *Ergebnispräsentation.* Nach den Gruppenarbeiten werden die Ergebnisse immer bis häufig dem Plenum präsentiert. Weniger häufig werden Diskussionen über diese Ergebnisse geführt. Hier verteilen sich die Angaben in ähnlich großen Teilen von häufig über manchmal bis selten. Daraus lässt sich auf eine nahezu regelmäßige Präsentation der Gruppenergebnisse schließen, wobei nicht immer über die einzelnen Ergebnisse diskutiert wird. Für den Lerneffekt ist eine Präsentation der Ergebnisse relevant und steht aufgrund der signifikanten Korrelation auch in einem Zusammenhang. Die Auszubildenden sind bei den offenen Fragen verhältnismäßig wenig auf die Präsentation eingegangen. Es gibt lediglich wenige Äußerungen bezüglich einer Präsentation der Gruppenergebnisse. Vielmehr steht der Wunsch nach einem Handout im Vordergrund, welches jede Gruppe für den Rest des Plenums erstellen soll. Da in der vorliegenden Forschung kein Item auf das Erstellen eines Handouts eingeht, können hierzu keine statistischen Befunde genannt werden. Es liegt aber nahe, dass ein positiver Lerneffekt erzielt werden kann, wenn Handouts erstellt und ausgeteilt werden. Die Auszubildenden benötigen nicht nur eine auditive Präsentation, sondern zusätzlich eine visuelle Zusammenfassung der Gruppenergebnisse. Dies, so die Vermutung, begründet sich auf das Bedürfnis, die Informationen nachlesen und lernen zu können. Somit ist die Ergebnispräsentation zwar ein Teil der Ergebnissicherung, reicht jedoch wahrscheinlich nicht aus, um einen positiven Lerneffekt zu erzielen.

---

[134] Vgl. Wörner, 2012, S.9

Positiv fällt das Ergebnis des Merkmals *sozialer Umgang* auf. Laut Aussagen der Auszubildenden kommt es überwiegend selten, manchmal oder nie zu Problemen in der Gruppenzusammenstellung. Ebenso werden wenige Konflikte innerhalb der Gruppe angemerkt. Lediglich ein Anteil von ungefähr 20% gibt an manchmal Konflikte austragen zu müssen. Auf das Gesamtergebnis bezogen zeichnet sich vielmehr ein größtenteils harmonischer Umgang miteinander ab. Die Auszubildenden haben in den offenen Fragen keine Antworten bezüglich des sozialen Umgangs geäußert. Nur wenige Ausprägungen beziehen sich auf den Wunsch nach kompetenten Gruppenmitgliedern.

Bezüglich des Merkmals *Aufgabenstellung* bestätigt die Hälfte, häufig detaillierte und verständliche Aufgaben auferlegt zu bekommen. Die Ergebnisse des äquivalenten Items weisen jedoch in einem nicht unerheblichen Ausmaß auf unvollständige und unklare Aufgabenstellungen hin, die häufig aufgegeben wurden. Insgesamt sind die Auszubildenden allerdings mit den Aufgabenstellungen zufrieden. Dennoch ist es ihr zweitgrößter Wunsch klare, verständliche und konkrete Fragestellungen zu erhalten. Auch die Korrelation der Merkmale *Lerneffekt* und *Aufgabenstellungen* zeigt einen signifikanten Zusammenhang. Eine konkrete und detaillierte Aufgabenstellung erleichtert den Auszubildenden die Orientierung und motiviert sie dazu, die Aufgaben zu erfüllen. Folgende drei Schritte sind elementar bei der Formulierung von Arbeitsaufträgen: Die Visualisierung dient der Orientierung auch während des Arbeitsprozesses. Dies kann entweder als permanente Projektion an die Wand oder in Form von kopierten Aufgabenstellungen für die Gruppe oder sogar für jeden einzelnen erfolgen. Darin erkennbar sollten die Zeitangabe, die Sozialform und das zu nutzende Informationsmaterial sein. Desweiteren ist das zu erwartende Ergebnis auszuweisen, indem die Lehrkraft vorgibt, in welcher Form die Ergebnisse präsentiert werden sollen. Hier obliegt es der Lehrkraft, inwieweit sie den Lernenden gestalterische Freiheit gibt. Berger und Fuchs

(2007) empfehlen, zusätzlich die Gruppe auf die Rollenaufteilung hinzuweisen, indem Personen festgelegt werden, die verschiedene Rollen wie Schriftführerin/Schriftführer, Zeitmanagerin/Zeitmanager oder Gruppensprecherin/Gruppensprecher einnehmen.[135]

Den Auszubildenden scheint das Merkmal *Informationsmaterial* am wichtigsten, da fast drei Viertel der Auszubildenden den Wunsch nach Informationsmaterial äußern. Hierbei handelt es sich um seriöses und aktuelles Informationsmaterial, welches von der Lehrkraft ausgesucht und den Auszubildenden zur Verfügung gestellt wird. Bisher erfolgte das Verteilen von Informationsmaterial laut Auswertung der geschlossenen Fragen am meisten häufig, manchmal oder selten. Es ist also nicht zwangsläufig bei jeder Gruppenarbeit verfügbar. Die Informationsmaterialen, die zur Verfügung gestellt werden, sind jedoch laut Auszubildenden auch nur manchmal, häufig oder selten hilfreich. Zusammenfassend wird also manchmal Informationsmaterial gestellt, welches dann jedoch auch nur manchmal hilfreich für die Erarbeitung von Gruppenaufgaben ist. Aus diesem Grund ist der Wunsch nach gutem Informationsmaterial nachvollziehbar. Es stellt sich jedoch die Frage, ob der Lerneffekt nicht größer wäre, wenn die Auszubildenden selbständig nach den nötigen Informationen suchen müssen. Zu beachten ist hier natürlich die Art des Arbeitsauftrags und die Kompetenz der Lernenden. Zudem wäre die Hilfestellung durch eine Lehrkraft unabdingbar ebenso wie eine umfassende Überprüfung der Gruppenergebnisse. Da diese Frage jedoch den Rahmen dieser Arbeit sprengen würde und auch nicht erforscht wurde, wird hier nicht weiter darauf eingegangen. Eine mutmaßliche Begründung für den Wunsch der Auszubildenden nach umfangreichem Informationsmaterial könnte darin liegen, die benötigen Informationen nicht selbst suchen zu wollen und somit die Literaturrecherche zu umgehen. Somit bestünde die Möglichkeit, die vorhandenen Informationen nur zusammenfassen zu müssen, um sie

[135] Vgl. Berger, Fuchs, 2007, S.35-36

präsentieren zu können. Jedoch würde dies vermutlich negative Auswirkungen auf den Lerneffekt haben, da durch das bloße Zusammenfassen der Informationsmaterialien der Sinn der Gruppenarbeit genommen werden und somit auch die Motivation sinken könnte. Denn wie bereits erwähnt spielt die Motivation eine bedeutende Rolle für den Lerneffekt. Die Korrelation der Merkmale *Lerneffekt* und *Aufgabenstellung* unterstreicht diese Vermutung, da ein signifikanter Zusammenhang zwischen einem positiven Lerneffekt und den zur Verfügung stehenden Informationsmaterialen besteht.

Während die Auszubildenden häufig zufrieden mit der Unterstützung bei den Gruppenaufgaben durch die Lehrkräfte sind, gehen die Meinungen bei dem zweiten Item auseinander: Die Lehrkräfte stehen nach Aussagen der Auszubildenden in ähnlichen großen Teilen häufig, selten, manchmal, immer und sogar nie zur Verfügung. Die Korrelation der Merkmale *Lerneffekt* und *Aufgaben der Lehrkraft* zeigt jedoch einen signifikanten Zusammenhang zwischen einem positiven Lerneffekt und der Unterstützung durch die Lehrkraft. Somit lässt sich auf eine positive Auswirkung der Lehrkraft auf die Auszubildenden während der Gruppenarbeiten schließen. Die Begleitung von Gruppen durch die Lehrkraft sollte stets unauffällig und nicht aufdringlich erfolgen. Bei Konflikten oder Problemen ist es ratsam, die Lehrkraft einzubeziehen beziehungsweise diese Probleme von der Lehrkraft identifizieren und beseitigen zu lassen. Desweiten sollte die Lehrkraft stets für Fragen zur Verfügung stehen und je nach Länge des Arbeitsauftrags zu den einzelnen Gruppen gehen, um zu überprüfen, ob die Gruppen arbeitsfähig sind. Desweiteren kann kurz vor Ende der Frist ein Hinweis gegeben werden, um den Lernenden eine Orientierung zu bieten.[136]

Ein wichtiges Merkmal bezieht sich auf die *Gruppengröße*. Hier gibt fast die Hälfte der Auszubildenden an, die Gruppengröße manchmal für geeignet zu

---

[136] Vgl. Wörner, 2012, S.13-14

halten. Sehr wenig Auszubildende empfinden die Größe immer als geeignet und nur knapp 30% behaupten die Gruppengröße sei häufig geeignet. Hier scheint also eine verstärkte Unzufriedenheit bezüglich der Gruppengröße zu herrschen. Nicht ganz so stark spiegelt sich dieses Ergebnis im zweiten Item wieder. Die meisten können häufig und manchmal mit den Gruppengrößen lernen. Für selten entschieden sich knapp ein Viertel der Auszubildenden. Im Durschnitt ist also nur ein geringer positiver Lerneffekt ersichtlich. Dies belegt auch die Korrelation der Merkmale *Lerneffekt* und *Gruppengröße*, bei der kein signifikanter Zusammenhang errechnet wurde. Der Grund hierfür könnte an der für die Aufgabenstellungen ungeeigneten Gruppengrößen liegen, die sich die Auszubildenden bei den offenen Fragen verhältnismäßig oft wünschen. Hier wurden teilweise konkrete Angaben von Gruppenmitgliedern gemacht, jedoch erwarten die Auszubildenden von der Lehrkraft verstärkt auf eine angepasste Gruppengröße zu achten.

11 Antwort auf die Forschungsfrage mit anschließender Diskussion

Die Forschungsfrage (Wie werden Gruppenarbeiten an einer Gesundheits- und (Kinder-) Krankenpflegeschule durchgeführt, welche Rahmenbedingungen müssen hergestellt und wie muss aus Sicht Lernender Gruppenunterricht didaktisch geplant und durchgeführt werden, um einen Erfolg im Lernprozess zu erzielen) unterteilt sich in mehrere Elemente, die im Folgenden beantwortet werden.

Der erste Teil der Frage bezieht sich auf die aktuelle Durchführung von Gruppenarbeiten an einer Gesundheits- und (Kinder-)Krankenpflegeschule. Da nicht alle Items auf diese Fragestellung abzielen, können nur die Merkmale genutzt werden, die sinngemäß die Durchführung widerspiegeln. Die Motivation eine Gruppenarbeit durchzuführen ist seitens der

Auszubildenden häufig gegeben. Desweiteren haben die Auszubildenden überwiegend Spaß dabei. Diese Voraussetzung ist wichtig, um überhaupt einen positiven Lerneffekt erzielen zu können. Zwar ist nur ein geringer Teil der Auszubildenden immer motiviert, an Gruppenarbeiten teilzunehmen, jedoch ist dies verständlicherweise auch nicht immer möglich. Viele Faktoren wie Tagesform, Stimmung, Gruppenzusammenstellung, Mitbestimmung, Thema oder auch Uhrzeit können Einfluss auf die Motivation nehmen.[137] Trotz vorhandener Motivation ist jedoch der Lerneffekt nicht immer gegeben. Durch nicht näher beleuchtete Gründe können die Auszubildenden mit Gruppenarbeiten ihr Wissen nur manchmal erweitern. Dies kann möglicherweise auf das nicht immer deutlich gemachte Ziel der Gruppenaufgabe zurückzuführen sein.

Verständlich formulierte Aufgabenstellungen sind elementar, um das Ziel, welches sich die Lehrkraft gesteckt hat, auch zu erreichen. Die Auszubildenden empfinden die Aufgabenstellungen häufig als detailliert und verständlich. Allerdings zeigt die Gegenfrage, dass die Aufgabenstellungen manchmal unklar und unvollständig seien. Hier ist also keine konkrete Aussage zu treffen, da sich die Antworten paradox zueinander verhalten. Grundsätzlich ist zwischen geschlossenen, offenen und freien Arbeitsaufträgen zu unterscheiden. Die Entscheidung, wann welche Form gewählt wird, hängt von der Kompetenz der Lernenden und dem Thema ab. In allen Fällen ist eine transparente Visualisierung des Arbeitsauftrags wichtig, in dem deutlich wird, was die Lernenden zu tun haben. Zusätzlich ist eine ansprechende Gestaltung des Arbeitsauftrags wünschenswert.[138]

Die Ziele wurden nur manchmal erläutert und konnten nur manchmal von den Auszubildenden nachvollzogen werden. Für die Lernenden ist eine Zielsetzung wichtig, um die Gründe für den Einsatz von Gruppenarbeit nachvollziehen zu können und um ihr Fachwissen einbringen können.

[137] Vgl. Berger, Fuchs, 2007, S.34

[138] Vgl. Meyer, 2003, S.152-153

Zusätzlich kann dadurch eine Identifikation mit der Gruppe und der Aufgabe erfolgen.[139]

Wichtig für einen Gruppenarbeitsprozess ist die zeitliche Vorgabe, um den Auszubildenden Orientierung zu bieten. Diese wird von den Lehrkräften selten nicht vorgegeben. Somit wird die Rahmenbedingung der Zeitangabe nahezu immer eingehalten. Allerdings sind diese Zeitangaben nicht immer dem Umfang der Aufgaben angemessen. Zwar wird in der Befragung der Auszubildenden durch die geschlossenen Fragen nicht näher auf das Merkmal *Zeit* eingegangen, jedoch lässt die Auswertung der offenen Fragen auf eine teilweise zu lange und teilweise zu kurze Zeitangabe schließen. Für die Lehrkraft stellt es eine Herausforderung dar, die Zeit aufgabengerecht abzuschätzen, da nicht alle Lernenden gleich schnell arbeiten und der Umfang der Aufgaben variieren kann. Aus diesem Grund ist es sinnvoll, die Gruppen in regelmäßigen Abständen zu besuchen und nach dem Fortschritt zu fragen. Dadurch ist es der Lehrkraft möglich, Hinweise zu geben, die den Auszubildenden hilft, das zeitliche Limit einzuhalten oder die Ergebnisse noch auszuweiten. Desweiteren kann die Lehrkraft die Fortschritte der Gruppen vergleichen und spontan die Zeitangabe anpassen. Laut der Befragung sind die Lehrkräfte der Unterstützung der Auszubildenden häufig nachgekommen. Allerdings standen sie nur manchmal für Fragen zur Verfügung.

Wie die Auswertung der offenen Fragen zeigt, ist für die Auszubildenden das Stellen von Informationsmaterial sehr wichtig. In der Gesundheits- und (Kinder-)Krankenpflegeschule bekommen die Auszubildenden manchmal die nötigen Materialien ausgehändigt. Diese waren für die Erarbeitung der Aufgaben lediglich nur manchmal hilfreich.

Die Ergebnisse werden an der Gesundheits- und (Kinder-)Krankenpflegeschule häufig präsentiert. Diese Form der Ergebnisdarstellung bietet sich an, da die Gruppen selbständig ihre

[139] Vgl. Gordalla, Baumann, 2014, S.22

Leistungen präsentieren können und gleichzeitig der Rest des Plenums einen Nutzen davon hat. Allerdings werden diese Ergebnisse nur manchmal diskutiert. Diskussionen eignen sich besonders dafür, den Lerneffekt noch zu vergrößern. Die Auszubildenden setzen sich während der Diskussion mit dem Thema auseinander und vertiefen dadurch das Wissen. Wörner (2012) empfiehlt nach den einzelnen Präsentationen, Dankbarkeit und Anerkennung zu signalisieren, indem das Plenum klatscht und sich die Lehrkraft bedankt. *Dies schafft einen positiven Rahmen für die Präsentation*[140] und eröffnet die Diskussionszeit. Da nicht nach jeder Präsentation Fragen vom Plenum kommen, besteht die Möglichkeit, leitende Fragen von der Lehrkraft zu formulieren, die dann im Plenum diskutiert werden. Zum Ende der Diskussion sollte die Lehrkraft selbst inhaltlich Stellung zu den Gruppenergebnissen nehmen und dabei nicht nur Fehler korrigieren, sondern auch die Gruppenarbeit honorieren.[141]

Um einen erfolgreichen Lernprozess zu erzielen, ist es aus Sicht der Auszubildenden wichtig, das Informationsmaterial von der Lehrkraft ausgewählt und zur Verfügung gestellt zu bekommen. Dabei sollte auf Aktualität und Seriosität der Informationen geachtet werden. Um den Lernprozess noch weiter zu fördern, ist es wünschenswert, die Quellen und Literatur zu nennen, aus denen die Informationen stammen. Diese Angabe kann als Verzeichnis am Ende des Arbeitsauftrags formuliert werden. Die Lehrkraft muss sich daher mit dem Informationsmaterial vor der Gruppenarbeit auseinandersetzen, um sicherstellen zu können, keine Fehlinformationen oder unseriöse Quellen weiterzugeben.

Von ähnlicher Wichtigkeit erachten die Auszubildenden die klare, verständliche und konkrete Formulierung der Arbeitsaufträge. Diese Grundvoraussetzung bietet den Auszubildenden die nötige Orientierung. Die Aufgabe der Lehrkraft besteht also darin, die Arbeitsaufträge in

[140] Wörner, 2012, S.16

[141] Vgl. Wörner, 2012, S.16

entsprechender Verständlichkeit und Tiefe zu formulieren. Für einige Auszubildende ist eine fordernde und tiefgehende Aufgabenstellung wünschenswert. Die Lehrkraft sollte daher überlegen, inwieweit die Aufgabenstellung den Kompetenzen der Auszubildenden gerecht wird. Zu leichte sowie zu schwere Aufgaben können die Auszubildenden demotivieren.

Die Rahmenbedingung *Zeit* spielt für den lernförderlichen Prozess eine wichtige Rolle. Damit die Auszubildenden wissen, wieviel Zeit zur Verfügung steht, ist die visualisierte Darstellung der vorgegebenen Dauer der Gruppenarbeit gewünscht. Dabei ist vor allem auf die Anpassung der Zeit an den Arbeitsauftrag zu achten. Die Lehrkraft sollte sich im Vorfeld Gedanken zur Dauer machen und diese anhand des Arbeitsauftrags und der Kompetenz der Lernenden ausrechnen. Während des Gruppenarbeitsprozesses sollte die Lehrkraft ebenfalls die Zeit im Auge behalten. Falls mehr oder auch weniger Zeit für die Erarbeitung des Auftrags benötigt wird, sollte die Lehrkraft die Zeitangabe dementsprechend anpassen.

Weniger bedeutsam, jedoch nicht völlig unwichtig, scheint den Auszubildenden die *Gruppengröße* zu sein. Hierzu wurden verschiedene Angaben gemacht. Der Großteil der sich zu dieser Rahmenbedingung äußernden Auszubildenden wünscht sich jedoch eine an den Arbeitsumfang angepasst Gruppengröße. Die Lehrkraft sollte sich überlegen, wie groß die Gruppen jeweils sein sollen. Dabei sind Faktoren wie Arbeitsauftrag, Arbeitsumfang, Klassengröße, Dauer der Gruppenarbeit und Kompetenz der Auszubildenden zu berücksichtigen. Bezüglich der Gruppenzusammensetzung wurden kaum Angaben gemacht. Von wenigen Auszubildenden wurde der Wunsch nach einer selbständigen Gruppenzusammenstellung geäußert. Jeweils nur ein/eine Auszubildender/ Auszubildende sprach sich für eine vorgegebene oder zufällig ausgewählte Gruppenzusammenstellung aus. Somit ist über die Gruppenzusammensetzung keine eindeutige Aussage zu treffen.

Die Grundvoraussetzung *Raum* erhält in dieser Befragung nur wenig Aufmerksamkeit und scheint bei den Auszubildenden keine allzu große Rolle zu spielen. Daraus lässt sich auf eine akzeptable räumliche Arbeitsmöglichkeit schließen.

In den meisten Fällen liegt ein Zusammenhang zwischen verschiedenen Items vor. Aufgrund dessen ist diese Studie als erfolgreich zu betrachten und legitimiert die Forschungsfrage. Es stellt sich jedoch die Frage, warum diese Zusammenhänge bestehen. Diese Studie hat sich lediglich mit der Ist-Situation und den Bedürfnissen der Auszubildenden beschäftigt. Dabei wurde jedoch nicht erforscht, inwieweit die Auszubildenden Verbesserungen oder Änderungen der vorhandenen Kriterien wünschen. Die bestehenden Kriterien wurden zwar mit den gewünschten und geforderten Voraussetzungen einer Gruppenarbeit in Zusammenhang gesetzt, jedoch sind daraus nicht automatisch Änderungsvorschläge für die Ist-Situation abzulesen. Hierfür hätte eine andere Fragestellung gewählt werden müssen.

Die Methode der Praxisforschung war der Forschungsfrage entsprechend gewählt und umgesetzt. Zwar mussten zwei der drei Hypothesen im Verlauf der Forschung umformuliert werden, da sie die Ergebnisse, die erzielt werden sollten, nicht sinnvoll widerspiegelten. Dennoch hat der quantitative Forschungsanteil das gewünschte Ziel erreicht und der qualitative Forschungsanteil die für die Auszubildenden wichtigsten Kriterien von Gruppenarbeiten abgebildet. Auf den quantitativen Anteil bezogen wäre im Nachhinein eine teilweise andere Formulierung der Items verständlicher und sinnvoller gewesen, um ein noch deutlicheres Ergebnis zu bekommen. Durch einzelne Items, die als negative Fragestellung formuliert wurden, schienen teilweise Unklarheiten entstanden zu sein. Dies wurde jedoch nicht weiter eruiert und beruht auf Vermutungen seitens des Forschenden. Diese Vermutungen begründen sich durch vermehrtes Ankreuzen der mittleren Werte. Diese Entscheidung könnte durch Unklarheit und Unsicherheit seitens der Auszubildenden bedingt sein, die sich durch Wählen der mittleren

Kategorie zu helfen versuchten. Daher lassen einige Items wenig eindeutige Richtungen erkennen und somit die Meinung der Auszubildenden nicht eindeutig widerspiegeln. Die offenen Fragen des qualitativen Anteils der Praxisforschung wurden im Nachhinein betrachtet nicht ausreichend präzise formuliert. Der Grund für die Umformulierung einer Hypothese lag auch in den Fragenstellungen begründet, die nicht eindeutig auf bestimmte Richtungen abzielten. Hier wäre eine noch konkretere Überlegung und Zielsetzung im Vorfeld wichtig gewesen.

Die vorliegende Untersuchung umfasst bis hierher den ersten und zweiten Teil einer Praxisforschung mit dem Schwerpunkt Gruppenarbeit in der Erwachsenenbildung im schulischen Setting. Für tiefergehende und fortführende Studien wäre als nächstes die Erforschung der Frage, warum gewisse Zusammenhänge zwischen dem Lerneffekt und einzelnen Kriterien von Gruppenarbeit besteht, interessant. Diese Frage würde die Lücke schließen, was verbessert oder verändert werden muss, um einen positiven Lerneffekt zu erzielen. Mit diesen Antworten, dem Vergleich zur Ist-Situation und den Bedürfnissen der Lernenden für erfolgreiche Gruppenarbeit könnten diese Veränderungen durchgeführt und etabliert werden.

12 Literaturverzeichnis

ARNOLD, Rolf; SIEBERT, Horst (2003): Konstruktivistische Erwachsenenbildung, Von der Deutung zur Konstruktion von Wirklichkeit, 4. unveränderte Auflage, Schneider Verlag Hohengehren, Baltmannsweiler

BAGHCHEGHI, Nayereh (2011): A comparison of the cooperative learning and traditional learning methods in theory classes on nursing students' communication skill with patients at clinical settings, In: Nurse education today, 31, 877–882

BERGER, Elisabeth; FUCHS, Hildegard (2007): Planen, unterrichten, beurteilen. Das Wichtigste für die Praxis, Veritas, Linz

BORSCH, Frank (2015): Kooperatives Lernen, Theorie - Anwendung - Wirksamkeit, Kohlhammer Verlag

DUBS, Rolf (1995): Lehrerverhalten, In: Schriftenreihe für Wirtschaftspädagogik. 1. Auflage, Zürich

EULER, Dieter; PÄTZOLD, Günter (2004): Selbst gesteuertes und kooperatives Lernen in der beruflichen Erstausbildung (SKOLA), Gutachten und Dossiers zum BLK-Programm, Bund-Länder-Kommission für Bildungsplanung und Forschungsförderung, Bonn

FARRELL, Brian; FARRELL, Helen (2008): Student satisfaction with cooperative learning in an Accounting curriculum, In: Journal of University Teaching & Learning Practice, 5, 37–52

FRANK, Stephan; ILLER, Carola (2013): Kompetenzorientierung - mehr als ein didaktisches Prinzip, In: DIE Report, 36, 32-41

GORDALLA, Christoph; BAUMANN, Martin (2014): Gruppenarbeit, Methoden - Techniken - Anwendungen, 1. Aufl., UTB; UVK, Konstanz, Konstanz

GREEN, Norm; GREEN, Kathy (2012): Kooperatives Lernen im Klassenraum und im Kollegium, Das Trainingsbuch, 7. Aufl., Klett-Kallmeyer, Seelze

GUDJONS, Herbert (2003): Handbuch Gruppenunterricht, Ratschläge zur Unterrichtsgestaltung, 2. überarb. Aufl., Beltz, Weinheim, Basel, Berlin

HAAG, Ludwig (2005): Gruppenmethoden und Gruppenarbeit, In: Pädagogik, 57, 26–30

HASELHORST, Alexander (2014): Lebenslanges Lernen in der Pflege, Lehr-Lern-Arrangements zur Entwicklung von Selbstlernkompetenzen in der

Pflegeaus- und Weiterbildung, In: PADUA Verlag Hans Huber, Hogrefe AG, Bern, 41–45

HIEMETZBERGER, Martina (2016): Ethik in der Pflege, 2. Aufl., Facultas, Wien

HILLEBRECHT, Steffen (2016): Gruppenarbeiten vorbereiten und moderieren, Eine kleine Trickkiste für die erfolgreiche Leitung von Teams und Projekten, Springer Gabler, Wiesbaden

HUBER, Anne A.; HAAG, Ludwig (2011): Kooperatives Lernen - kein Problem, Effektive Methoden der Partner- und Gruppenarbeit (für Schule und Erwachsenenbildung), 3. Auflage, Klett, Kallmeyer, Seelze

JOHNSON, David W.; JOHNSON, Roger T.; SMITH, Karl A. (2013): Cooperative Learning: Improving university instructions by basing practice on valdiated theory, In: Journal on Excellence in University Teaching, 1–26

KLEIBEL, Veronika; MAYER, Hanna (2011): Literaturrecherche für Gesundheitsberufe, 2., überarb. Aufl., Facultas.wuv, Wien

KOLLER, Martina Maria (2014): Statistik für Pflege- und Gesundheitsberufe, 1. Aufl., Facultas, Wien

KOSTORZ, Peter; VAN DEN BERG, Marco (2013): Gruppenarbeit im Studium, In: PADUA, 8, 4–12

MAYRING, Philipp (2015): Qualitative Inhaltsanalyse, Grundlagen und Techniken, 12. vollständig überarbeitete und aktualisierte Aufl., Beltz, J, Weinheim, Bergstr

MEYER, Hilbert (1987): Unterrichtsmethoden II, 15. Auflage, Cornelsen, Berlin

MEYER, Hilbert (2003b): Gruppenunterricht, In: Gudjons, Herbert, Handbuch Gruppenunterricht, Ratschläge zur Unterrichtsgestaltung, 2. überarb. Aufl., Beltz, Weinheim, Basel, Berlin, 146–161

MOOSBRUGGER, Helfried; KELAVA, Augustin (2012): Testtheorie und Fragebogenkonstruktion, 2. aktualisierte und überarbeitete Auflage, Springer-Verlag Berlin Heidelberg, Berlin, Heidelberg

PAULI, Christine; REUSSER, Kurt (2000): Zur Rolle der Lehrperson beim kooperativen Lernen, In: Schweizerische Zeitschrift für Bildungswissenschaften, 22, 421–442

PLAMENIG, Beatrix; SCHMUT, Brigitta (2006): Gruppenarbeit und Teamentwicklung im Klassenverband, Bausteine für Trainingsspiralen, Graz

QUILLING, Kathrin (2015): Didaktik der Erwachsenenbildung, Bertelsmann Stiftung

RAMMSTEDT, Beatrice (2004): Zur Bestimmung der Güte von Multi-Item-Skalen: Eine Einführung, In: Gesis How-to-Reihe, Nr. 12, 1–25

REIBER, Karin (2010): Empirische Befunde zur Unterrichtskultur in der Pflegeausbildung, In: Bildungsforschung, 7, 118–131

RIEDL, Alfred; SCHELTEN, Andreas (2013): Grundbegriffe der Pädagogik und Didaktik beruflicher Bildung, Franz Steiner, Stuttgart

STELAND, Ansgar (2016): Basiswissen Statistik, Kompaktkurs für Anwender aus Wirtschaft, Informatik und Technik, 4. Aufl. 2016, Springer Berlin Heidelberg;

VÖLKL, Kerstin; KORB, Christoph (2018): Deskriptive Statistik, Eine Einführung für Politikwissenschaftlerinnen und Politikwissenschaftler, Springer VS, Wiesbaden

WALZIK, Sebastian (2004): Unterrichtsentwicklung II: Förderung kooperativen Lernens in der beruflichen Erstausbildung, pedocs, Institut für Wirtschaftspädagogik, Universität St. Gallen

WALZIK, Sebastian (2011a): Gruppenarbeit sinnvoll gestalten – Teil 1: Gelingensbedingungen und Zielbezüge für Gruppenarbeiten an Hochschulen, In: Neues Handbuch Hochschullehre: Lehren und Lernen effizient gestalten. C 2.19. Raabe Fachverlag für Wissenschaftsinformation. Berlin,

WALZIK, Sebastian (2011b): Gruppenarbeit sinnvoll gestalten – Teil 2: Gruppendynamik und Gruppenprozesse gestalten, In: Neues Handbuch Hochschullehre: Lehren und Lernen effizient gestalten. C 2.20. Raabe Fachverlag für Wissenschaftsinformation. Berlin,

WÖRNER, Alexander (2012): Ungeliebt aber unverzichtbar, Arbeit mit Gruppen in der Hochschullehre, In: Neues Handbuch Hochschullehre. Lehren und Lernen effizient gestalten, Raabe, Stuttgart, 1–18

ZEDDA, Massimio; BERNARDELLI, Silvia; MARAN, Daniela A. (2017): Students' Satisfaction with the Group Work Method and its Performance Evaluation, A survey in an Italian University, In: International Journal of Instruction, 10, 1–14

FSC
www.fsc.org
MIX
Papier | Fördert
gute Waldnutzung
FSC® C083411

Kolibri 360 GmbH
Ferdinand-Jühlke-Straße 7
99095 Erfurt, Deutschland
produktsicherheit@kolibri360.de

Druck:
CPI Druckdienstleistungen GmbH
im Auftrag der
Kolibri 360 GmbH
Ferdinand-Jühlke-Str. 7
99095 Erfurt